养好心

YANG HAO XIN

神定、血顺、睡眠好

SHEN DING XUE SHUN SHUIMIAN HAO

贾民勇　孙秀全　主编

青岛出版社
QINGDAO PUBLISHING HOUSE

图书在版编目（CIP）数据

养好心　神定、血顺、睡眠好 / 贾民勇，孙秀全主编. — 青岛：青岛出版社，2017.5

ISBN 978-7-5552-5469-0

Ⅰ. ①养… Ⅱ. ①贾… ②孙… Ⅲ. ①补心—基本知识 Ⅳ. ①R256.2

中国版本图书馆CIP数据核字（2017）第101949号

《养好心　神定、血顺、睡眠好》编委会

主　编	贾民勇	孙秀全					
编　委	王国防	王雷防	杨同英	勾秀红	牛林敬	易　磊	王永华	杨亚飞
	王秋红	兰翠平	呼宏伟	陈永超	梁　琳	王　振	勾彦康	李志锋
	王　蕾	康杜鹃	邓丽敏	杨志国	王　培	王达亮	孙瑞鹏	谷晓玲
	付肇嘉	夏晓玲	王晓雅	李　婷	田建华	土晓明		

书　　名	养好心　神定、血顺、睡眠好
主　　编	贾民勇　孙秀全
出版发行	青岛出版社
社　　址	青岛市海尔路182号（266061）
本社网址	http://www.qdpub.com
邮购电话	0532-68068091
策划编辑	刘晓艳
责任编辑	李加玲
封面设计	尚世视觉
印　　刷	晟德（天津）印刷有限公司
出版日期	2017年7月第1版　2021年10月第2版第2次印刷
开　　本	16开（700mm×1000mm）
印　　张	13
字　　数	150千
书　　号	ISBN 978-7-5552-5469-0
定　　价	29.80元

编校印装质量、盗版监督服务电话　4006532017　0532-68068050

建议陈列类别：医疗保健类

F前言
OREWORD

对人体而言，心脏是个极其重要的器官。《黄帝内经》言："心者，君主之官也。"可见，心脏健康是生命的基础。心脏不仅是全身各个脏器的君主，而且是维持和心脏一样重要的"人体司令部"——大脑的功能的重要器官，因为大脑的正常运转所需要的血液和氧气，都必须依赖心脏的搏动才能获得。

清代唐容川在其所著的《血证论》中说："心为火脏，烛照万物。"意思是说，心脏对于人体的脏腑而言，就好像太阳对于大自然一样重要。太阳滋养万物，而对人体而言，心脏让血液循环不息，从而温暖人体，振奋精神，举凡人体的脾胃运化、津液代谢，无不依赖于心阳的温煦，以及心脏对血液的推行。所以，心脏健康，五脏六腑自然无恙；心脏有了疾病，五脏六腑也不能安然运行。

对现代人来说，"生"的含义，绝不仅是活着，而是有尊严地、神志清醒地活着，而这更离不开心脏的参与。古代很多医药学家都认为，人在精神方面出现问题，是"邪气"侵入心脏所致，如《范进中举》中范进发疯就被称作"痰迷心窍"，而在小说中，一旦某个人陷入癫狂状态，就会有人呵斥他（她）"脂油蒙了心"或者"失心疯了"。由此可见，在我国古人看来，心脏不仅是身体活动的主宰，而且是精神活动的重要参与者。

现代医学已经证明，心脏不但是人体重要的血液循环器官，而且在人的思维创造活动中，起着相当重要的作用。据报道，某些接受心脏移植的患者，在移植手术成功之后，其性格、爱好都发生了改变。

种种现象充分证明，心脏健康与否，直接关系到一个人的生存状态和生活品质。所以，保养好心脏，就是保养好身体的基础。

基于此，我们编辑了《养好心　神定、血顺、睡眠好》。本书是养心护心的实用保健书，全书从认识心开始，从养好心则神定、血顺、睡眠好的角度说明了养心的好处，接着从五脏和谐才能延年益寿的角度说明了在中医理论中心与其他脏腑的密切关系，并告诉读者，一旦心脏出现问题或发生疾病，会有哪些症状与征兆，身体会发出怎样的警报。之后，书中重点介绍了如何运用简便易行的方法来养心、护心，分别讲解了养心护心的食疗方法，以及各种简单易学的运动、按摩、刮痧、拔罐、艾灸等养心法。本书结构简明清晰，内容一学就会，一书在手，养心不愁。

编　者

C目录
CONTENTS

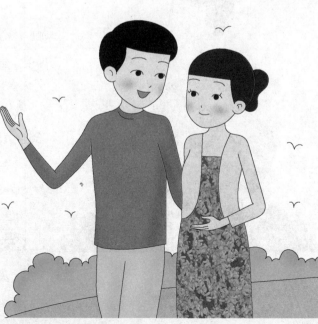

1

第二章
智慧养生，养心是一个系统工程

▶ 心脏与肺脏的关系

▶ 心脏与肝脏的关系

▶ 心脏与肾脏的关系

▶ 心脏与脾脏的关系

▶ 心脏与小肠的关系

第三章
强心健心，会吃才是硬道理

▶ 饮食习惯决定心脏健康

目录

目录

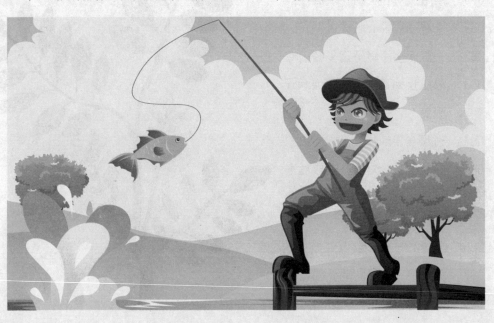

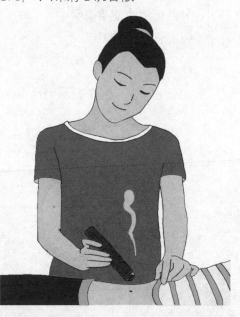

第一章

心为神之舍，养生重养心

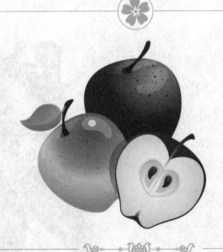

中医学认为，心为神之舍、血之主、脉之宗，心在五行中属火，为阳中之阳，主宰人体生命活动。民谚有云："天有三宝日月星，人有三宝精气神。"而"精气神"的源头都是心，也就是说，如果一个人想"精神"地活着，那就必须保证心的健康。那么，什么是心？心的具体位置在哪里？心有哪些功能？为什么养好心则神定、血顺、睡眠好？

《黄帝内经》对心的认识

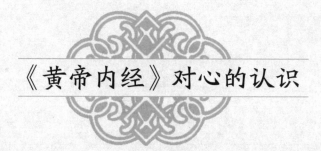

心的作用

《素问·灵兰秘典论》载："心者，君主之官也，神明出焉。"心是"君主之官"，在全身所有脏器当中，心脏居于领袖的地位。君主在一个国家中最具权威，一旦发号施令，君主下属的所有官员，都要按照君主的意志行事，他们所进行的一切活动的核心，就是"报效"君主。也就是说，心脏在人体中起统摄全局的作用，人体其他脏器的一系列活动，都是围绕心脏而进行的，四肢百骸都要依赖心脏输出的血液才能正常活动。心主"神明"，但是，这里的"神明"，不是唯心主义的偶像崇拜，而是实实在在存在于身体内，主宰我们的精神和生命活动的"神"。现代医学已经证实，在人类思维活动的过程中，心脏和大脑同样重要。可以这样说，如果一个人的心脏不够健康，即使呼吸正常，也会"六神无主"，神智昏聩。因此，保养好心脏，不但关系到身体的强健，还关系到精神的健康。

第一章

第二章

第三章

第四章

第五章

健康养心，要从先天做起

根据科学研究，人类的心脏疾病往往与胎儿和婴幼儿时期的健康和营养状况有很大的关系。婴幼儿时期机体生长发育缓慢、营养状况不佳的人在成年之后罹患心脏疾病的风险，较一般人要大很多。所以，预防心脏疾病，降低心脏疾病的发病率要从小做起。作为一个合格的妈妈，不但要保证孩子在胎儿期间的正常发育，而且在怀孕期间应戒烟戒酒，尽量不要染发、化妆，更不能频繁接触大量化学药品，以免这些物质"祸害"宝宝的健康。在做到上述事情的同时要积极进行疾病防治，为心脏的健康打下坚实的基础。

心的位置

心，位于胸腔之内，膈之上，两肺之间，形似桃子，外有心包护卫。从体表判断，大部分人的心脏位于身体正中线左侧，左侧乳房的右下边缘，大约有2/3的心脏是被左侧乳房覆盖着的。心脏的大小和本人的拳头相当，重量在300克左右。不过，也有不少人的心脏位置先天性偏左或者偏右，这就是人们常说的"偏心人"，这种情况，只要不存在器质性病变，一般无须特别注意；但是个别人的心脏位置移至右侧胸腔，也就是俗称的"右位心"，右位心常与先天性心血管畸形同时存在。

心是五脏六腑之主

《灵枢·邪客》记载："心者，五脏六腑之大主也。"所谓"大主"，也就是主宰者的意思。

心脏之所以被称为"五脏六腑之大主"，主要是因为维持人体

第一章 心为神之舍，养生重养心

各个脏腑器官正常活动所需要的血液都是由心脏"泵"出的。中医认为心为"阳脏",也就是说,有了心气的推动,血液才可以流动循环,经脉才能畅通,身体才能健康,心气旺盛,血液自然也就可以畅快平稳地流通,这样,脏腑所需的营养才可以被及时送达,新陈代谢所产生的"垃圾",也可以被及时运走,这样,人的身体自然就会健康,人体的正气也就会格外充足。正气一旦充足,寒冷、潮湿,以及其他致病因素自然难以侵入人体,人的精神自然也会格外饱满。

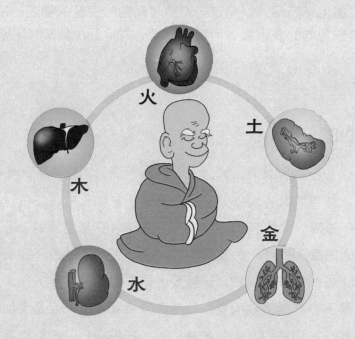

如果心脏出现问题,脏腑所需的营养不能及时送达,而代谢时产生的"垃圾"不能及时运走,就会使人体器官在高负荷而且缺乏营养的情况下运转。自然,身体也就会处于正气不足的状态,邪气自然也就会乘机侵入人体,对人体健康造成危害,导致五脏六腑发生病变,而五脏六腑的病变,往往又会导致身体健康状况的恶化,从而导致"邪气"进一步侵袭心脏,让人体的健康状况陷入恶性循环之中。可以这样说,心脏之所以被称为"五脏六腑之大主",主要是因为心脏的功能直接影响人体的健康状况。所以,只有好好保养心脏，才能保证我们的身心健康。

🪭 心是精神之所舍

"精神"，其实要从两方面来解释，即"精"和"神"。所谓"精"，就是人体所需的一切营养物质的统称，这些营养物质，不仅是构成人体的基本要素，而且与人的生长、发育乃至繁殖、衰老息息相关。所谓"神"，指的是人体一系列的思想活动、精神意志。

之所以说心是"精神之所舍"，主要是由心"主血脉"的生理功能所决定的。只有心脏气血充盈，才能让人精力充沛，体魄才能健康。只有拥有了健康的心脏，人才能运化食水，不生灾病。

在日常生活中，当一个人惶惶不安的时候，我们就会用一个成语来形容，那就是"心神不定"。正如前文所言，心是五脏六腑的主宰，也是储藏"精""神"之所，从这个意义上说，心是生命的根本，主宰着人的精神变化，因此，如果我们想要身体健康，首先就要保养好心脏，而保养好心脏重要的就是安心神，也就是要保持愉悦的心情。

🪭 心主血脉

《素问·五藏生成篇》云："诸血者，皆属于心。"《素问·痿论》云："心主身之血脉。"

心主血脉，主要包括主血和主脉两个方面。打个比方，脉即脉管，血液运行的通道，相当于人体内的"大运河"，而脉络中的血液相当于"大运河"里的水，血液通过脉管，将人体所需的"营养"运送到身体各处，而心脏则是推动血液运行的动力器官。正是因为有了心脏，人体的血液才能运行周身，维护各个组织器官的正常运转。而维持心脏的正常搏动、推动血液循环的动力，就是心

第一章

心为神之舍，养生重养心

气。心脏健康，心气才能旺盛，血脉才能畅通，如果心脏不健康，那么推动血液运行的力量就会减弱，身体也会出现相应病变，如血流不畅、心血瘀滞等，会出现心悸、胸闷等症状，严重者还会出现心脏剧烈疼痛等危及生命的急症。因此，只有养好心脏，血脉才能畅通，身体才能健康。

心包络为心主之脉

所谓"心主之脉"，意思是由心所操控、主管的经脉。心包络，又称心包，在《黄帝内经》中又被称为"膻中"。中医学认为，所谓心包络，是包裹心脏的组织及其经络和血脉。因此，心包络绝对不是西方医学中解剖学所说的"心包"。关于心包络的形状和位置，历代各个医学流派都有诸多争论。其中，《灵枢·胀论》有言："膻中者，心主之宫城也。"意思就是，心包络就像围绕在皇宫外面的紫禁城一样，对心脏起着保护的作用。

心包络对心脏具有保护作用，但是其包含的组织和血脉的运行，直接受心所管辖，所以，通常意义上，心包络虽然不是和五脏一样被看作独立的脏器，但是其在护心，以及传达心脏"指令"方面，发挥着重要作用，正如《灵枢·邪客》所说："诸邪之在于心者，皆在于心之包络。"意思就是，如果有"邪"侵犯心脏，则心包络当先受病，心包有"代心受邪"的作用。因此，在保养心脏的同时，我们也要注意保养心包络。

心主神明

心脏不但是血液循环中的重要一环，还影响着我们的思维活动。所以，保养好心脏，对心理和情绪的健康大有裨益。

《素问·宣明五气篇》云："心藏神。"《素问·灵兰秘典论》云："心者，君主之官也，神明出焉。"其中所说的"神明"，在今天看来，有广义和狭义之分。广义的神明，指的是人体一切生命体征的外在表现，包括人的体形、面色、眼神以及反应速度乃至言语是否流畅、符合逻辑等。狭义的神明，指的是人的精神、意志以及思维活动等。

而《黄帝内经》中的"神明"不但包括广义的神明，还包括狭义的神明。只有心脏健康，人才能精神振奋，神志清晰，思维敏锐，才能很快适应外部的环境。如果心脏有病变，人在精神上也会出现相应的异常甚至病变，若心气、心血亏虚，会表现为神志不安、失眠、健忘、易出虚汗，女性还会出现类似更年期综合征的表现；如果心火较盛，则会表现为烦躁、胡言乱语，甚至惊厥昏迷；如果痰迷心窍，则会表现为喜怒无常、登高放歌，甚至裸身乱走等症状。以上例子充分说明，一旦心脏出现病变，往往就会出现精神异常的表现。

心伤则神去

《灵枢·邪客》中说："心伤则神去，神去则死矣。"所以，想要身体健康，首先就要保持良好的心态。

明朝著名医学家张介宾曾说："善养生者，必宝其精，精盈气盛，气盛则神全，神全则身健，身健则病少。"明朝著名学者陈继儒也曾经在其著作《养生肤语》中指出："精能生气，气能生神，则精气又生神之本也，保精以储气，储气以养神，此长生之要耳。"虽然祖国传统医学有不少流派，但是大多数医家都以精、气、神为"内三宝"，耳、目、口为"外三宝"，所以，如果想要身体健康，就要认真呵护内外"三宝"，也就是诸多

第一章
第二章
第三章
第四章
第五章

第一章　心为神之舍，养生重养心

学者所说的让"内三宝不逐物而流，外三宝不诱中而扰"，而呵护内外"三宝"的基础和目的是相同的，那就是护心。

白居易有诗曰："忧极心劳血气衰，年未三十生白发。"这就是思虑过度致使心脏负担过重进而引起英年早衰的形象描述，因此，只有心脏健康，才能让内外"三宝"不受侵害。

心在体合脉

心与全身脉络的关系十分密切，《黄帝内经》中说："在体合脉。"意思就是，全身的脉络都由心统一管理。心"在体合脉"的意义不仅在于前文所说的所有经脉中血液循环的动力都来自心，更重要的是，心是所有经脉的"集结点"，那就意味着某些重要经脉一旦受损，就会影响到心的正常功能，例如，某些外伤往往会导致心跳加速，甚至会导致心搏骤停；而心一旦受到损伤，其症状也会在身体的其他部位有所体现。所以，养护好血脉，就是等于养护好心脏。

心在窍为舌

《素问·阴阳应象大论》在阐述心和五官的关系时，曾经有这样一句话："在色为赤……在窍为舌。""窍"本意是"孔洞"，某些中医流派也将其称为"孔窍"，也就是"瞭望孔"的意思。因为心的健康状况可以通过舌头反映出来，所以中医学有"舌为心之苗"之说。

舌头的两个主要功能就是感知味觉和辅助发音、进食，如果心的健康状况良好，那么舌头就会柔软灵活，语言也会清晰流畅，味觉自然也十分灵敏，但是如果心发生病变，舌头也会发生相应变化，例如，心气不足，舌头就会苍白暗淡，语速也会不由自主地减慢；如果邪火入心，那么就会出现舌尖红赤，甚至舌头表面溃烂生疮的现象；如果心中气血瘀积，则会出现舌苔增厚，舌面黑紫，甚至瘀斑的情况；如果痰迷心窍，或者热毒侵入心包，就会出现舌头强直，言语迟钝、结巴或者说话忘词等现象。

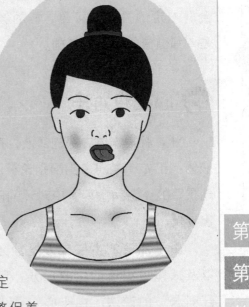

正是因为舌头与心有着如此紧密的联系，所以我们在保养心脏的时候，可以通过舌头来确定心脏的状况，并根据情况及时调整保养心脏的方式和方法。

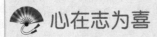 心在志为喜

《素问·阴阳应象大论》在说到心的时候，曾经有言："在志为喜。"这句话的意思就是心的生理功能大多与"喜"有关。所谓喜，并不单纯指喜悦或者愉悦，而是泛指人类对外界的良性、正面的反应。适度的喜悦，能让心脏以及血管的功能加强，血液循环速度加快，新陈代谢水平提高，正如《素问·举痛论》中所说："喜则气和志达，营卫通利。"但是，如果喜乐过度，也会损伤心脏。《素问·阴阳应象大论》曰："喜伤心。"对那些心肺功能不全，以及心血管本来就有痼疾的人（尤其是中老年人）来说，大喜大笑很容易导致旧病复发，甚至危及生命。

除此之外，心的健康状况也会影响"喜"，如果心功能不全，人往往会有两种极端对立的表现，或是常常大笑不止、嬉闹不休，甚至疯疯癫癫，或是时常忧伤、自叹自怜。大家都知道，

《红楼梦》中林黛玉悲秋伤春的性格与其患有先天性心肺功能不全有一定的关系。可见，心的健康是健康生活的基础。保养好心脏是幸福健康的生活的基础。

心在液为汗

汗，就是人体内部的津液，在人自身阳气的蒸化下经毛孔排出的液体。正如《素问·阴阳别论》所说："阳加于阴谓之汗。"清代吴瑭撰写的《温病条辨》中对汗的解释是："汗者，合阳气阴精蒸化而出者也。"

由于汗液的主要成分是盐分和水分，而盐分和水分又是血液以及人体组织液的主要成分，因此，古代诸多医学流派均有"血汗同源"的说法。由于心主导人体血液的运行，因此很多医学家认为"汗为心之液"。而无数的临床观察结果也有力地证实了这一观点，例如，不少心气虚的患者，经常会不由自主地出汗；而心阳暴脱的主要症状之一就是大汗淋漓。同样，汗对心脏也有一定影响，出汗过少，甚至不出汗的人，往往会因热毒蓄积于体内而伤及心脏，但是出汗过多，也会损害心脏，导致出现类似轻度心肌缺血的症状。

《黄帝内经》中的养心法

《黄帝内经》中的"养心秘籍"，简单概括，其实只有4个字——"恬淡虚无"，也就是恬淡安宁，培养拿得起、放得下的心境。

养心，重在静心，而静心绝不仅是字面上的"静"，而是要让自己的心变得宁静、平和，也就是要乐心。而乐心的方式可谓多种多样，例如，有的人以游览名山大川为乐，有的人以含饴弄孙为乐，有的人以引吭高歌为乐……林林总总，不一而足。养心的方式虽然形式各异，方法不同，但是都有一个共同的目标，那就是培养高尚的情操，净化我们的灵魂。

面对这个诱惑日益增多的社会，养心的首要任务就是养德，只有德高才能让人心气充足，内心平和。如果一个人总是时时想着如何去抢夺、占据那些本来不属于自己的东西，难免百病丛生。

现代医学证明，心胸豁达、开朗乐观的人的心脑血管疾病发病率往往要低于心胸狭窄、凡事斤斤计较的人，所以，善于调节情绪，让自己始终处于乐观向上的心态当中，是养心的前提。

无论是在生活还是在工作中，都要保持积极的心态，同时还要保证合理的睡眠和膳食结构。这样，不但可以预防心肌梗死、冠心病等疾病，还可以帮助我们实现真正意义上的"养心"。

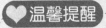温馨提醒

紧身衣容易"伤心"

虽然紧身衣可以突显形体的玲珑有致，但是过于紧身的衣服容易将原本对心脏具有保护作用的皮肤和脂肪压缩、压缩再压缩，使原本柔软的心脏"小被子"变成了压迫心脏的"铁饼"，这也就是大多数人穿上紧身衣就感觉喘不过气的原因。更为严重的是，不少人在长时间穿着紧身衣进行剧烈运动之后，因为呼吸不畅和心脏缺血造成昏迷甚至猝死。所以，为了自己的身体健康，请大家不要盲目追赶一些所谓的"潮流"，以免伤身更"伤心"。

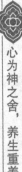

第一章 心为神之舍，养生重养心

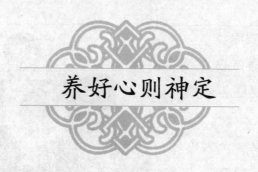

养好心则神定

 ## 神不定的原因

　　神不定是神志不定的简称，是神志异常的表现之一。神不定大多是心气不足导致的。心气是血液流动的动力，心气不足，血液流速自然减慢，血液中新陈代谢产生的毒素也就不能及时被清理，这些毒素堆积在人体当中，会对人体产生诸多影响，神不定就是主要表现之一。

　　导致心气不足的原因，主要有三点：其一，随着现代生活节奏的加快，社会竞争日益加剧，人们每天要考虑的事情越来越多，忧思过度导致心气不足，神志不定；其二，很多人，尤其是年轻人夜生活过于丰富，作息不规律，长久下去，必然心气不足；其三，很多年轻人在秋冬季节，或者在乍暖还寒的早春，要风度不要温度，不注意保暖，导致寒邪入心，心气不足。因此，想要养心，尤须注意避免以上三点。

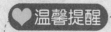 温馨提醒

过喜发狂不能胡乱甩巴掌

　　初中课本当中，《范进中举》中的范进在中举后大喜过望，以至于发狂，最后被他岳父一个巴掌打得清醒过来。其实，在现实生活中，若是有人因为过于高兴或者悲伤导致情志失常，身边人也常常用抽巴掌的方式，把患者打哭，使其号啕大哭而起到通心气的作用，由此可见，作者这样写是有一定道理的，但并不是所有的过喜发狂都可

以用甩巴掌的方式治愈的。

清代陆以湉所著的《冷庐医话》中，有这样一则故事："明末高邮有袁体庵者，神医也。有举子举于乡，喜极发狂，笑不止，求体庵诊之，惊曰：疾不可为矣，不以旬数矣，子宜急归，迟恐不及矣。若道过镇江，必更求何氏诊之。遂以一书寄何，其人至镇江而疾已愈，以书致何，何以书示之曰：某公喜极而狂，喜则心窍开张而不可复合，非药石之所能治，故以危言惧之以死，令其忧愁抑郁，则心窍闭，至镇江当已愈矣。其人见之北向再拜而去。"这是以恐胜喜治愈心病的医案。

由此可以看出，神志不安，虽然与心有着密切关系，但是绝对不是所有的神志不安都可以用甩巴掌的方式治好。

🪭 神不定的具体表现

根据唐代名医孙思邈所著《千金翼方》的记载，神志不定，其多表现为神情恍惚、惊恐胆小、失眠健忘、说话颠三倒四、容易受到惊吓、时常梦魇、注意力不集中等。除此之外，神志不定往往还会伴随一些其他症状，如腹泻或便秘、夜间盗

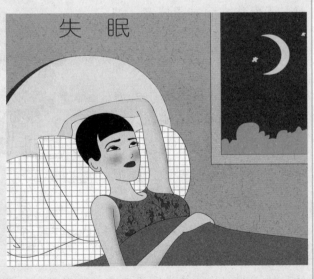

失眠

汗、胸口满闷、不思饮食、双目暗淡无光、脸色晦暗等。若是寒邪入心所致的神不定，还会出现心慌、咳嗽、胃部寒凉等症状。

神不定，多是心脏失养所致，所以在治标的同时，更应该保养心脏，从根本上解决神不定的病因。

第一章 心为神之舍，养生重养心

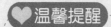温馨提醒

多多倾诉，预防神不定

神不定不是一朝一夕造成的，造成神不定的主要原因就是心情长期压抑。因此，我们在日常生活中，遇到困难、心情苦闷应当学会向亲友或家人倾诉，也可以对着一个玩具或者一盆植物倾诉，只有把心中的苦闷倾诉出来，才能避免它们演化为危害我们心脏健康的"垃圾"。

神不定会引发哪些病症

轻度的神不定，较为常见，表面看去与常人无异，但是仔细观察，就会发现这些患者经常慌乱无主，虽然呼之可应但是往往答非所问，记忆力和计算能力差，精神不集中或者神思恍惚、神志不清等。

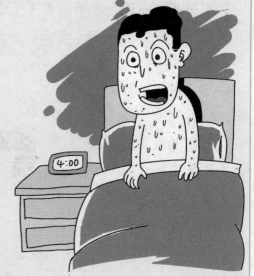

中度的神不定，会出现神经衰弱的现象，即虽然十分疲劳，但是夜间难以入睡，入睡后也常常会从噩梦中惊醒，很多人还会出现腰膝酸软、腿脚疼痛、四肢疲惫的症状。

重度的神不定，也就是俗称的"魂魄离体"，"魂魄离体"的初期症状往往类似于癔症，患者常见的表现就是害怕、惊惧，有时四肢还会不听使唤，个别患者甚至会突然倒地，不省人事。如果任其发展，很有可能会导致精神方面的疾病。

治疗神不定时，都必须在注意对症治疗的同时，兼顾心脏的保养，这样才有可能让疾病真正痊愈。

神不定不是小事

常看玄幻小说的人都知道，小说中总有那么一两位可以让自己的魂魄随时离体、任意遨游四方的"高人"。但是，这些所谓的"高人"本事再大，也都必须让自己的魂魄在规定时间内回到体内，否则就是死路一条。

神不定虽然没有这么玄妙、恐怖，但是与上述的"魂魄离体"有点类似，也就是说，神不定的患者若不积极治疗，长此以往，就会造成难以逆转的精神问题。因为身体有一定的记忆功能，偶尔出现的神志混乱和癫狂状态会逐渐地加深身体的记忆功能，当身体习惯了那种混乱甚至癫狂的状态之后，就很难恢复正常了。所以，神不定不是小事，要早发现、早治疗。

🪭 神定的积极意义

如今，在电视上或网络中，我们经常可以看到一些长寿的老人，如果我们仔细观察，就会发现这些老人虽然高矮不一，胖瘦有别，性格也有很大差异，但是他们的神情都是在慈祥中带着一分恬淡、一分安宁。这恬淡、安宁就是神定的外在表现。

神定可以让人避免情绪紧张以及不必要的焦虑和烦恼，从根本上缓解睡眠不足、食欲不振，进而提升人体免疫力，健全人体的免疫功能。

神定不但能促进人体健康，还能让人心情愉悦，从而有效提升我们的心理健康指数。而身心是否健康，直接关系到我们的学习、工作是否顺利、家庭是否和睦幸福，甚至会影响到社会的和谐安定。而上述的种种正面因素又会促进我们"神定"，从而形成良性循环。

由此可见，神定对于人体的身心健康，有十分重要的意义。

第一章
第二章
第三章
第四章
第五章

第一章 心为神之舍，养生重养心

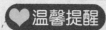 温馨提醒

神不定不能只用补药

不少人认为，神不定的原因就是心气不足，所以治疗神不定，就应该补足心气，其实心气不足只是神不定的病因之一。

金元四大家之一张从正所著医学著作《儒门事亲》中，记载过这样一个故事："戴人路经古亳，逢一妇，病嬉笑不止，已半年。众医治之术穷，求治于戴人。戴人曰：此易治也。以沧盐成块者二两，余用火烧令通赤，放冷研细；以河水一大碗，同煎至三五沸，放温分三次啜之；以钗探于咽中，吐出热痰五升；次服大剂黄连解毒汤是也。不数日而笑定矣。"

《黄帝内经》中说："神有余者，笑不休。"这里所说的神，就是心气，故事当中的妇女正是因为痰涎壅盛蒙闭心窍，导致嬉笑不休，如果一味补心气，治疗效果必然毫无进展。

心安则神定

在所有的养生学说中，都会提到一个词——"心安"。同样，养护心脏的重要内容和主要目的也是"心安"。

所谓心安，从生理角度上说，就是心跳正常；从心理角度上说，就是内心安然，不愧疚，不妄想。只有做到这两方面的心安，才能做到养生上所说的心安，才能保证神志安定。

从另一个层面上说，"气为血之帅"，气血和，才能神志安定，而神志不定的另外一个原因则是气滞血瘀。这里所说的"气"指的就是心气，只有心气充沛，血液运行才能顺畅，经络才能畅通。如果心气虚弱，血液运行自然无力，长久下去还会出现脉道艰涩的现象，进而迫使心跳加快，才能保证全身各个脏器对血液的需求。而心跳加快，必然会出现人们常说的"心慌"的感觉。心都"慌"了，"神定"也就无从谈起了。因此，养护心脏是保证神定的基础和必需的条件。

神不定不一定都是心的毛病

我国清代儿科著作《幼科铁镜》当中有这样一则故事："穿山林宅讳祥者。一子四岁，腊月被爆竹惊死。拿苏，如父母唤声略重，又惊死。与饮食时，先以食示之，再做声，便不惊。其父亦业幼科，投以枣仁、远志等味不效。至余告其颠末。余曰：此胆家受病，作心家医，误矣。余授以参竹汤，二剂愈。"

故事中的孩子，虽然其种种表现都是神不定的表现，但是其归根结底的是由于胆虚，一味补心安神，自然疗效不大。由此可见，很多时候，神不定不一定是心的毛病，也有可能是其他脏器的病变，所以在出现神不定的症状后，应当在认真辨证后再进行有针对性的治疗。

🪭 心安神定有方法

大多数情况下神不定的解决方法主要是养心，而养心又可以分为精神层面上的养心和生理层面上的养心。

1. 精神层面上的养心

日常生活中的神不定，大多是由于思虑过度或者受刺激惊吓引起。因此，想要神定，先要加强自身的修养，只有这样，才能用健康的心态为自己构建一道坚固的围城，保证内心的神志安定。

养心，就是让自己的心能够自由"呼吸"，

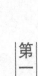

前提是要对自己有全面、正确的认识，要对自己的知识水平、能力技术、心理承受能力、适应力乃至身体素质都要有自知之明。除此之外，要时时以健康、合理的方式宣泄自己的压抑和不快，这样才能使自己心神安定。

2. 生理层面上的养心

生理层面上养心的方式很多，其中很重要的一条就是不要让心脏受寒。在日常生活中，尤其是春秋两季，很多年轻人为了所谓的风度，衣着单薄，殊不知，衣着过于单薄，会使身体受寒，导致身体血液流通不畅，而且身体还要消耗心脏的阳气来抵抗严寒，长此以往，心脏功能下降，随之也会出现神不定的症状。因此，冬天养心要注意保暖，只有身体暖和了，血脉才能畅通，神志才能安定。

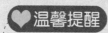 温馨提醒

身体暖和心不慌

有不少女性朋友一到冬天，就会经常心慌、咳嗽，于是就怀疑自己的健康出了问题。其实，只要在出门的时候，穿上一件厚实的棉袄，然后系条围巾，或者里面再加件棉背心，心慌、咳嗽等类似神不定的症状就会得到改善。

 神不定的预防与救护

要想预防神不定，就要养心，而较为基础也是较为容易的预防方法主要包括以下几个方面：

1. 尽量不要看恐怖片

对很多神定的人来说，恐怖片就是一部电影而已，但是对某些心思细腻、敏感的人来说，恐怖片的某些内容会对他们造成惊吓，

其中常见且容易产生的危害就是惊恐过度，以致损耗大量的心气，导致神不定。

2. 生活要有规律

尽量做到"天睡我睡，天醒我醒"，生活作息要有规律，尽量避免昼夜颠倒，而且要尽量让自己多处于阳光之中。在中医五行理论中，心为阳脏，只有阳气充足，心脏才能健康，神志才能安定。从西医角度讲，多晒太阳，可以促进钙的吸收，从而有效缓解因缺钙引起的心神不安。

3. 戒烟戒酒

烟酒对人体的危害是全身性的，烟酒会使心脏受到极大的伤害，心脏受损，神定也就无从谈起了。因此，平时要注意戒烟戒酒。

神不定者常见的急症及其急救措施如下：

1. 心动过速，同时伴有胡言乱语、手舞足蹈

急救措施：让患者平躺，并且让患者保持安静，同时要注意不要让患者伤到自己，最好用软布塞入患者口中，避免患者咬伤自己的舌头。此种情况与癫痫（俗称羊痫风）极其类似，最好在第一时间拨打120急救电话。

2. 癔症（歇斯底里症）发作

癔症的主要特征就是，虽然患者没有昏迷，但是经常答非所问，并且完全沉浸在自己的世界中；或者是头脑清醒，但伴有肢体麻痹、行动不利等症状，可是经临床检查，却没有发现任何可以解释病情的器质性病变。

急救措施：不要贸然对抗癔症患者，而应该尽量在使其保证安全和情绪稳定的前提下，引导其恢复；如果患者出现肢体麻痹的情况，在施以治疗的同时，要与患者聊一些令其愉快的话题，分散其

第一章　心为神之舍，养生重养心

注意力，使其心气浮动，让其迅速恢复健康。对于癔症，最好是采用暗示疗法，具体的治疗方法要根据患者的信仰、爱好、年龄以及既往病史来制订。

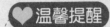 温馨提醒

神不定者要尽快送往医院治疗

癔症患者在发作时和恢复正常之后，都要有专人守护照料，避免其伤及自身。

对于病理性的神不定，除患者要积极配合医生治疗外，家人和亲友也要为患者创造良好的治疗环境，保证患者心情愉悦，没有心理负担。在防止患者病情反复的基础上，尽可能地让患者走出家门，用丰富多彩的社会生活分散患者对自身病情的关注，从而促进患者康复。

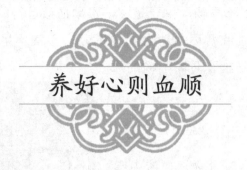

养好心则血顺

 心与血的关系

随着生活和工作压力的日益增大，贫血患者越来越多，很多人在用各种昂贵的补品补血的同时，往往会忽略一个问题，那就是，补血的根本在补心。

《素问·痿论》曰："心主身之血脉。"可见，心和血的关系十分密切。中医学认为，心为阳，血为阴，二者相互依存。

心气是人体血液循环的原动力。因为推动血液运行所需要的气均是由心生发，所以，只有心气充沛，血液才能畅通无阻地到达身体的各个部位。只有血液循环畅通，心脏才能得到充分的濡养。因此，心是血液运行的源泉和要素，同时心与血又是相助相生的关系。

《黄帝内经》中说："心之合脉也。"心是血液的循行轨道——脉的集合体，人体全部的脉均生发于心，心脏不仅是血液循环的枢纽，而且是血液循环的"总调度"。所以，只有养护好心脏，血液才能充沛而顺畅。

 血为何不顺

人体各个部位所需要的营养都是靠血液送达的，人体新陈代谢所产生的"垃圾"和毒素也是靠血液输送出人体的。因此，只有血液运行正常，人体才会"进出"平衡，身体健康。但是在日常生活当中，很多人经常出现血行不顺的现象，这是为什么呢？

第一章 心为神之舍，养生重养心

血液之所以不顺畅，主要是由于推动血液运行的心气不足。正如前文所说，血液循环的动力源泉是心。心气不足，血液必然运行不畅，而造成血液循环不畅的原因主要有以下两个：

1. 贪吃肥甘油腻食物

贪吃肥甘油腻食物，血液中脂肪含量过高。对于人体来说，脂肪是阴性的，而心为阳脏，如果血液中含有大量脂肪的话，必然会抵消一部分心气，造成血行不顺。

2. 寒气入体

很多爱美的女士，即使是在大冬天，也常穿超短裙、低胸装，加之常常食用寒凉生冷的食物，导致寒邪入体，以致心所产生的阳气大多用来抵抗外界寒邪，造成血液循环动力不足，进而造成血行不顺。

通过上述两点不难看出，血行不顺与心脏有着很大的关系，所以，只有把心脏保养好，才能气血顺畅，面色红润。

血液循环靠心气推动

血液对人体的重要性，就如同水对大自然的重要性一样。俗话说"流水不腐"，因此，只有血液循环正常，人体才能健康。

《素问·痿论》曰："心主身之血脉。"人体生理机能的正常运行，依赖于血液的循环，而血液循环的动力就是心气。

如果心气虚弱，则会出现脉象虚弱、脸色苍白、容易疲劳等现象。只有心气充足平稳，才能保证血液循环畅通无阻，人体才能健康。

因此，当我们出现血液循环不畅的时候，与其一味活血，不如在医生的指导下，运用适当的方式提升自己的心气，只有这样才能从根本上促进血液循环。

心血管系统的作用

心血管系统是一个封闭的管道系统，主要由心、静脉血管、动脉血管和诸多毛细血管所组成，心脏凭借其收缩和舒张所产生的动力，推动血液按照一定的方向进行循环。心血管系统不仅为血液循环提供所需要的动力，而且可以根据人体的情况，随时调整和分配血量，以适应人体需求，从而保证人体循环系统相对的平衡和稳定，保证人体新陈代谢的正常进行。

目前，较为常见的心血管系统疾病就是动脉粥样硬化，也就是血管壁中沉积了大量的脂肪和胆固醇，导致血流不畅，使得心脏不得不提高跳动的频率才能满足人体对血液的需要，长此以往，就造成了心动过速、心律不齐等多种心脏疾病，因此，想要更好地保养心脏，就要减少脂肪和糖类的摄入，以减少血管中的"垃圾"，让"管道"畅通。

血液循环障碍的原因

导致血液循环障碍的原因有很多，大多都与心脏有关，即使不是因为心脏问题导致的血液循环障碍，其影响和危害的也是心脏。因此，无论是为了预防还是为了缓解血液循环障碍，都应该保养好心脏。

血液循环障碍的原因主要包括以下几种：

●心气不足。无法产生足够的动力让血液到达身体的末梢部位，例如，手指、脚趾等部位的血液循环不良等。

●阳气不足。血液流通滞涩，因此出现肢体冰凉、手脚发红或

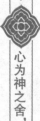

第一章

心为神之舍，养生重养心

者苍白，甚至疼痛的现象。

●疾病因素。例如，肢端坏死症、多发性大动脉炎以及闭塞性脉管炎患者往往会出现血液循环障碍的症状。

除此之外，寒冷、衰老、中毒、过敏等也会引发血液循环障碍。但是，血液循环障碍产生的原因往往不止一个，大多时候是两个甚至多个，因此，一旦出现血液循环障碍的症状，我们先要去相关医疗机构进行全面的检查，找到原因后，再对症治疗。

血液循环障碍的表现

血液循环障碍分为全身性血液循环障碍和局部性血液循环障碍两种，其中全身性血液循环障碍的主要原因是心血管系统功能紊乱，导致紊乱的原因有心功能不全、休克等。

局部性血液循环障碍包括：①局部血容量异常，如局部充血或者缺血；②血管内有异常物质，如血管内有血栓；③血管壁通透性过高，或者血管壁有破损，如出血或者水肿等。

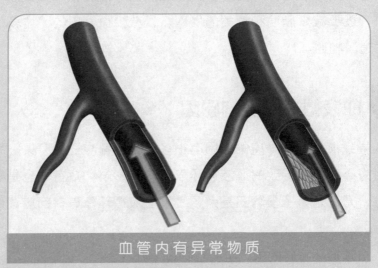

血管内有异常物质

一般来说，发生全身性血液循环障碍的同时，必然会出现局部循环障碍，如心脏功能不全或者长时间休克，往往会导致局部充血或者水肿；局部，尤其是体表血液循环障碍，如水肿、充血或冻伤，往往不会对正常人的健康造成太大危害，但是严重的局部血液循环障碍往往也是全身性血液循环障碍的导火索，例如，心肌梗死或者血栓往往会引发心功能不全。

由于每个人的体质不同，血液循环障碍产生的原因也不同，不过，所有血液循环障碍的产生都与心气不足有很大的关系，而且绝大多数的血液循环障碍都可以通过保养心脏得到很好的改善。

心脏泵血功能

心脏是一个由肌肉和血管组成的、具有瓣膜结构的器官，是人体血液循环的动力装置。人的正常的生命活动，就是依靠心脏不断地收缩和舒张而得以维持的。

心脏舒张的时候，含氧量低的静脉血流回心脏，在经过心脏和肺的处理之后，富含氧气的动脉血被心脏射入动脉，输送至身体各处。在心脏收缩和舒张的同时，心脏瓣膜也在规律地一开一合，从而推动着血液沿固定单一的方向在人体内循环流动。因为心脏的收缩和舒张的形态类似水泵，所以心脏对血液的做功过程，也被称为"泵血"。

心脏的泵血功能是否良好，是人体健康状况的直接反映，所以，提升心脏的泵血功能，也是保养心脏的主要目的之一。

心脏泵血功能的调节

心脏的泵血功能较直观也是较容易被感受的标志之一是心率，也就是心脏跳动的频率。

心率与心脏泵血量的关系：心率×每搏排血量=心排出量。

一般来说，年龄越小，心率越快，年龄越大，心率越慢。大多数健康成年人的心率为每分钟60~100次，在这个范围内，心率越慢，说明心脏功能越好。

但是，当患者的心脏发生病变或者受到某些外界的药物作用的时候，必然会导致心脏的泵血功能下降，为了保证正常的心排出量不变，心脏只能提高心率。这样的后果就是，不仅增加了心脏本身的耗氧量，而且由于心脏每搏排出量减少，射血分数下降，也就导致身体的各个器官，尤其是末梢神经不能得到正常的血液供应，也不利于血液中"垃圾"的清除，所以，心动过快，往往会导致动脉内血栓的形成，引起肢体的缺血，甚至导致这些部位发生病变。

心动过速固然危险，但是如果心动过缓，也会危及生命。一般来说，心率每分钟少于50次即为心动过缓。心动过缓大多是由心脏或者神经系统疾病导致的，所以，一旦心动过缓，就要立即去医院检查，找出病因后积极治疗。

综上所述，保养心脏，既不能一味提高心率，也不能一味降低心率，只有在结合自身年龄、身体素质等情况，对自身的健康状况有了详细的了解之后，再有针对性地制订保养心脏的计划。

♥温馨提醒

切忌滥服补药

俗话说"是药三分毒"，大多数补药虽然宣称"药食同源"，例如，很多补肾、补脑药物都是大燥大热之物，这些燥热之物进入人体后，会在体内蓄积热毒，而热毒一旦侵犯心脏，轻则神志不安，重则导致心脑血管疾病，甚至有可能危及生命。

 ## 螺旋运动对动脉血流的影响

关于螺旋运动的具体方式，可谓众说纷纭。但是，较简单、安全，也易于掌握的螺旋运动应是太极拳中的"螺旋缠丝"。

螺旋缠丝主要分为以下几个步骤：

●双脚分开，与肩同宽，同时调整呼吸，使得体内的气息从头顶贯穿到脚底，让身体达到上虚下实的状态。

● 双脚抓紧地面，调整呼吸，同时拧转脚掌，结合步法转换，同时带动身体转动，转动方向与脚掌拧转方向相同。

● 转动腰腹部，同时以躯干带动上肢运动。

● 配合手势，引导气息运动，让身体中的各个器官和血管通过拧转与气息的调整相结合，让体内气息达到上下贯通的效果。

不过，如果想要以螺旋运动的方式达到安全锻炼身体的目的，就要遵守以下几个原则：以腰为中枢，四肢配合，保证全身各个关节都能充分活动，运动四肢时要慢抬慢落，这样不仅可以保证安全，避免跌倒，而且能够给心肺和血管以充分适应的时间，这对于血管弹性较差的老年人或者患者有着非常重要的作用。

为什么螺旋运动这么简单、和缓，却能够对我们的身体产生有益的影响呢？这是因为螺旋运动的较大特点就是可以影响动脉血流。

我们知道，心脏是人体血液的源头。但是，血液从心脏泵出后，不是被心脏直接输送到身体的各个部位，而是先被心脏送入各大动脉，经过大动脉不断地收缩与舒张将血液送达全身各处，但是血液较难送达的当数头顶、脚尖和指尖等几个位置。而人在进行螺旋运动的时候，动脉血管得到充分蠕动，有效增强了血管的韧性和弹性，延缓了血管的硬化和萎缩；同时，在螺旋运动中，肌肉会对静脉进行挤压，从而使回心血量增加，进而间接地增加了动脉血的输送。因此，螺旋运动不但可以有效强健心脏，还能够有效预防动脉粥样硬化的发生，保证心脏得到气血的滋养，为心脏的养护助一臂之力。

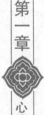

第一章

心为神之舍，养生重养心

养好心则睡眠好

睡眠对人体的重要性

　　提到睡眠，很多人就会想到市面上销售的各种安神产品，虽然这些产品的功效往往被吹嘘得天花乱坠，但是所有功效中，都少不了"补益心脏"。由此可见，睡眠与心脏之间有着莫大的关系。

　　睡眠，在人的一生中占据了很大的比重，大多数人一生的睡眠时间，至少占据其生命的三分之一。良好的睡眠，不仅可以让我们精力充沛，还能养护我们的心脏。

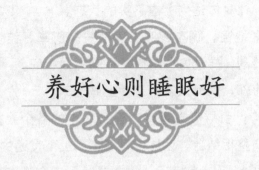

　　作家萨苏在他的一部著作里曾经提到，某些特种部队训练十分严格，最为令人畏惧的便是"天堂路"与"地狱周"。天堂路，指的是在一条200米长的通道上撒满玻璃瓶碎片和三角铁钉，然后让队员赤身滚过去。地狱周呢？则是突然把队员从床上拉起来，然后一个星期不准睡觉。……队员对地狱周的惧怕更甚于天堂路，毕竟前者凭一股子勇气也是可以拼过去的，而后者是对人类极限的考验。跟夜不能寐相比，"滚钉板"的痛苦都算不了什么，由此可见睡眠对人的重要性。

　　睡眠之所以对人如此重要，是因为任何人的精神和生理机能都不是无限的。据科学家研究，一般人不吃饭最多可以生存7天，但是如果不睡觉、不休息，就只能生存4天，而且很多人往往在第三天的时候，就会因为巨大的精神压力得不到释放和缓解而大喊大叫，甚至有自杀倾向。可见，睡眠不仅能够帮助我们修复因为疲劳而受损的身体和神经，而且能帮助我们减轻压力，让我们疲劳的心灵得到暂时的解放。所以，睡眠对人类而言，绝不仅是生理需要，而且是不能为其他物质所替代的"精神鸡汤"。

睡眠对人体是如此的重要，那么，为了我们的身体健康，我们自然要保证良好的睡眠。

睡眠质量的判定

判断睡眠质量的标准到底是什么呢？

通常，睡眠是否良好，可以从入睡时间、睡眠时长和睡眠质量三个方面来判断。

好的睡眠，其入睡时间一般在半个小时以内，睡眠时长一般达到6.5个小时以上，并且绝大部分的睡眠时间都处于深睡眠，也就是入睡后不易惊醒。

不过，上述标准，只是一个平均标准，只适用于绝大多数人，尤其是睡眠时间往往会随着人的年龄、身体素质以及人种的不同有着很大的差异。

睡眠不好的原因

睡眠不好的原因有很多，对于现代人尤其是成年人来说，睡眠的质量往往与心脏的健康紧密相连。很多人在长时间熬夜之后，往往会出现心慌、心悸等现象，所以，只有提高了睡眠的质量，才能更好地养心。

一般来说，睡眠不好的原因主要分为：

1. 不良的生活习惯导致睡眠不好

所谓不良的生活习惯，主要包括以下几类：过量饮用，尤其是在睡前饮用了大量的茶或者咖啡；睡前抽烟或者焚烧劣质香熏；睡前饮酒；睡前观看球赛或者恐怖片；睡前过饱或者过饥；夜生活丰富，昼夜颠倒。

不良的生活习惯看似仅影响睡眠，但是若人体长时间得不到良好的休息，必然会消耗心气，以致心脏的健康受到威胁。

2. 睡眠障碍导致睡眠不好

睡眠障碍所包含的内容十分广泛，但是常见的有以下几种情况：

●失眠综合征。晚上睡不着，白天睁不开眼，易哭易怒，容易食欲不振或者暴饮暴食。失眠综合征的病因很多，有生理性的也有心理性的，但大多是二者兼有。

●睡眠呼吸暂停综合征。夜间睡眠7小时以上，口或鼻腔气流持续停止10秒以上，并超过30次者，为睡眠呼吸暂停综合征。这种综合征一般由口腔、鼻等五官疾病引起，但是也有不少人的睡眠呼吸暂停综合征是由中枢系统疾病引起的。睡眠呼吸暂停综合征患者本身少有症状，但是这种病不仅会中断睡眠，降低睡眠质量，严重的还会导致猝死。所以，我们一旦发现自己的家人或者朋友患上这种病症，就应该立即将其带到医院进行检查，以便及早治疗。

●不明原因的腿部抽动。患者在睡觉的时候，腿部经常无意识抽搐，而且整个人感觉仿佛跌进万丈深渊一样后惊醒，引起这种抽搐的原因很多，但是一旦频繁出现这种情况，就要去医院检查，与不安腿综合征或者其他疾病相鉴别，以免延误治疗。

●呼吸道、消化道疾病或者寄生虫引起的疾病。一般来说，寄生虫引起的睡眠不好多发生于儿童中。但是由于现代工作压力过大，人们抵抗力普遍较差，因此在成年人中也较常见。

总之，睡眠不好，固然有心理原因，更多的可能是因为患上了某种疾病，所以，当我们出现睡眠不好的情况时，首先应该排查生理疾病，以免延误病情。

不过，在所有影响睡眠的疾病当中，除了寄生虫疾病对心脏的危害性较小外，其他的几种疾病与心脏的健康都有很大的关系。因此，想要获得好睡眠，首先就要养心。

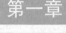

睡眠不好的表现

睡眠不好的表现因人而异，可谓五花八门，但是总体来说，大多数人睡眠不好的时候，都会出现心跳加速或者减慢的症状，由此可见，睡眠是否良好，与心脏的保养有着很大的关系，除此之外，还会有以下几种表现：

●健忘。经常突然间想不起来东西放在哪里了，或者五分钟之前还知道自己应该做什么，应该怎么做，但是五分钟之后却不知道自己到底要做什么了。这是因为严重的睡眠不足往往会影响人短期记忆的能力，所以，很多时候，我们与其夜以继日而没有效率地工作，还不如好好睡一觉，等到精神饱满了，再来应对繁重的工作。

●总是感觉头晕、头痛，有时候还会感觉恶心。出现这种情况是由于缺乏睡眠，大脑已经十分疲惫，而且身体的免疫系统也已经因为失眠受损了。

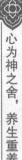

第一章

心为神之舍，养生重养心

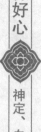
●注意力不集中，与人交流的时候跟不上节奏。两眼虽然盯着课本，但是眼皮在打架；与人聊天的时候，头脑昏昏沉沉，虽然貌似一直在听，但是根本听不明白对方说的是什么，经常答非所问，或者语无伦次……出现以上情况就说明你的体力和脑力都已经达到了极限，较简单的解决办法就是睡觉。

●食欲不振，或者总是想吃东西。极度缺乏睡眠不仅会使人体的生物钟紊乱，而且会使人体激素分泌异常，导致食欲不振，或者一直想吃东西。

以上几点，只是大多数人睡眠不好的常见表现，但是，少数心肺功能不全或者患有心脑血管疾病的人，在睡眠不好的情况下，还会出现心跳加速、脸色潮红或者惨白、双手震颤、眼前发黑、舌尖发麻、言语结巴等症状，这个时候，就要及时到医院进行检查和治疗。

由此可见，失眠不但会影响人的精神状态，还会对人体各个脏器，尤其对心脏产生很大的影响，而这也可以从一个侧面反映出一个问题——只有养好心脏，才能从根本上解决失眠。

了解心理生理性失眠

养心不仅是让心脏在生理上保持健康，更深的含义是心理健康。对于心理生理性失眠患者来说，保证心理的健康才是养心的关键。

所谓心理生理性失眠，是患者因过度关注自身的睡眠问题而引起的，并且随着心理负担的加重而使失眠加重。

心理生理性失眠患者的主要表现就是在持续几个月的时间内对自身的睡眠深度以及时长或者睡眠的其他方面都不满意，并因睡眠问题产生焦虑，而且焦虑情绪又加重了失眠，使得睡眠质量欠佳的状况持续存在并且陷入恶性循环，导致习得性阻睡联想。不少患者在客厅的沙发上可以轻松入睡，但是一进卧室，刚刚盖上被子就立刻"精神"了。即使勉强入睡了，晨起后也会感觉头昏脑涨，不少患者经常用兴奋性饮料或者药物来抑制白天的疲劳，以至于晚上又要用安眠药或者酒精来抵消兴奋剂的"余威"。

心理生理性失眠常见于中青年人，就性别比例来说，女性患此病的概率要远远高于男性。

心理生理性失眠看似问题不大，但是长期的失眠对患者来说，无疑是心理和生理的双重折磨，因为病情得不到缓解而轻生的患者为数不少。

应对心理生理性失眠的方法其实很简单，就是从根本上轻视它，如果真的睡不着，就干脆起来读书或者做一些不妨碍别人休息的事情，但是千万不要为了达到读书或者工作的目的而再次服用兴奋剂。放松下来的你会发现还没读几页书，就已经开始感到困倦了。

除了"轻视疗法"之外，心理生理性失眠还有一种治疗方式，那就是"心病"还须"心药"医。长期的心理生理性失眠患者都有一个共同特点：越睡不着越想睡；越是想睡，越会胡思乱想……陷入一个恶性循环。最重要的是，心脏对于人体来说，不单单是一个脏器，更是一个能够参与"思考"的器官，因此，就像前文中我们已经提到的，养心的前提是安心。只有让心安定下来，我们才能拥有良好的睡眠。

根据社会学调查，心理生理性失眠患者大多为家庭主妇。对于这种患者，好的治疗方式就是让她们走出家门，参加有益的社会活动和体育锻炼，让心胸变得开阔。白天有事做，晚上自然会疲劳，加上心理的充实和踏实，心理生理性失眠自然会在不知不觉中痊愈。

失眠有可能会致癌

据临床研究表明，有50%~60%癌症患者患有失眠。那么，失眠与癌症到底有什么关系呢？

失眠患者往往因长期失眠处于紧张状态，这就必然导致内分泌

紊乱，进而诱发各种疾病，而疾病本身又加重了焦虑情绪，以致失眠更加严重，继而精神更加紧张，陷入恶性循环，使得身体也产生了诸如白细胞数量减少、免疫功能明显下降等病变。

经医学检查发现，大多数长期失眠患者的血管呈明显的硬化状态，这不仅严重地影响血液循环，诱发一些器官的功能障碍，而且导致机体的各类代谢产物不能及时排出体外，致使身体状况更不容乐观。

失眠还会导致人体的胰岛素分泌减少，长期失眠还会出现类似糖尿病的症状。对于青少年来说，失眠还可导致胰岛素抵抗，引发肥胖。

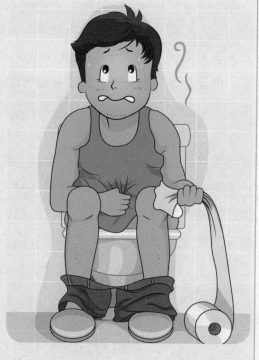

除此之外，因为失眠导致身体的消化系统得不到休息，所以失眠往往会伴随着腹胀、腹泻、食欲不振，以及胃肠道溃疡等消化系统疾病，而消化系统疾病任其发展，往往会演变为癌症。

有研究结果显示，健康人的体内存在着一定数量的原癌基因，在人作息规律、精神放松的时候，这些原癌基因会老老实实地待在某个地方，甚至一辈子都不会出来"作乱"，但是若人体长期失眠，易使原癌基因变得活跃，引发癌症。

治失眠应先治心

从中医的角度来说，失眠的原因很多，但是大多数失眠的原因是心神不安，导致脏腑功能失调，所以，要想彻底治愈失眠，应该从心开始。

"心因"失眠大致可以分为两类，一类是心阳虚，一类是心阴虚。

1. 心阳虚所致的失眠

心阳虚患者大多不易入睡，即使勉强入睡也会多梦、易醒，而且醒后再难入睡，舌苔薄白，脉缓。很多患者还伴有心悸、心慌、乏力、倦怠、口淡无味的症状，大多数患者常有食欲不振，少量进食也会腹部胀满。

对于这类患者，大多治以温阳通脉、养血安神，平时在膳食中可以添加一些肉桂、桂圆肉等药食两用的食材。

2. 心阴虚所致的失眠

心阴虚者，除失眠之外，还伴有心烦、手足心发热、夜间盗汗、口苦口渴、咽喉干痒等症状。

对于这类患者，治以滋阴养血，以达到益心气、养阴津的目的。在日常饮食当中，应该注意添加阿胶、百合等滋阴的食物。

除以上两类失眠之外，还有一类失眠是因为心气衰弱导致的，但是心气衰弱往往会伴随全身的症状，所以必须在经全身性检查之后再对症治疗。

无论哪类失眠，在治疗过程中，都绝对不能忽略患者的精神护理，应该尽量减轻患者的心理负担，保证患者的精神舒畅，这对因情志压抑或紧张而造成的失眠尤其有效。

但是，心因性失眠往往还伴随其他症状，而且容易与其他疾病混淆，所以，一旦失眠症状严重，要去医院检查后再对症治疗，避免延误病情，造成严重后果。另外，由于每个人的身体情况不同，很多人日常需要服用治疗某些慢性病的药物，还有不少人有服用保健品的习惯，因此在对失眠进行食疗之前，一定要咨询医生，避免食物之间或者食物与药物相克造成中毒。

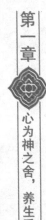

失眠的调节方法

失眠不仅让人感到疲惫，而且会对心脏产生危害。所以，面对失眠，我们要做的就是养心。下面几招，可有效改善失眠症状。

第一招：芳香疗法

天然的芳香气味，可以让人心胸开阔，能够有效地调整心情，从而达到安神养心的目的。

提到芳香疗法，很多人会想起精油或者熏香。这两种办法固然不错，但是目前市面上的精油、熏香品质不一，加上大多数人对精油和熏香的使用方法还是陌生的，如果操作不当，很容易造成灼伤或者引发火灾，所以我们不妨用天然的香味来代替熏香。

不少人都知道，洋甘菊、柑橘精油具有安神作用，而且可以用这两种精油进行香熏或者泡澡。其实，把柚子皮或者橘子皮放在屋子里，可以起到同样的效果。另外，我们还可以用橘子皮或者柚子皮以及柑橘类植物的叶子熬水洗澡，也同样具有安神效果。除此之外，我们还可以根据自己的情况，用菊花或艾草等中草药进行泡澡。值得注意的是，使用植物或者草药熬水泡澡之前，一定要保证这些植物没有农药残留，并且在泡澡之前，要确认自己对泡澡的所有成分都不会产生过敏反应。

另外，高血压、心肺功能不全以及心脑血管疾病患者尽量不要泡澡，避免水温过高等原因引发危险。

第二招：音乐疗法

很多人都有这样的体验，在心情过于激动或者悲伤的时候，听一首自己喜欢的音乐，就会感觉舒服很多。这是因为音乐会对心脏产生一定的影响，它不仅可以安抚过于"激动"的心脏，而且能让"虚弱"的心脏"强大"起来。所以，音乐是安神养心的利器。

轻松舒缓的音乐可以安抚情绪，同时让精神始终处于放松的状态。所以，音乐对失眠患者来说，是个不错的选择。

选择催眠音乐没有必然的标准。只要在保证节奏舒缓、内容平和健康的基础上，选择自己喜欢的音乐即可。

值得注意的是，目前网络上流行一种所谓的"脑电波音乐"，据说有催眠效果。但是有人研究认为这种"音乐"，其实是一种变相的"精神毒品"，长期听这种音乐可能对人体有害无益。无论是健康人还是失眠患者，都应该远离这种音乐。

第三招：行为疗法

行为疗法十分简单，但是这种疗法，仅适用于心脏没有器质性病变的人群。

1. "任性"疗法：所谓"任性"疗法，就是不困不上床，一定等到上下眼皮打架的时候再上床。如果躺下15～20分钟还不能入睡，干脆起来做别的事情。无论是看书、看电视、织毛衣、做家务都可以，只要别吵到家人和邻居就好，但是无论如何，都要绝对禁止下棋、打牌、玩游戏等容易兴奋神经的活动。

活动一会儿感到困倦，就应立刻上床睡觉。一般来说，"任性"一个小时左右，自然可以沉沉睡去，而且睡眠质量一般较高。

2. 限时疗法：对于某些经常在半夜醒来或睡眠断断续续的严重慢性失眠者，有效的疗法就是限时疗法。

限时疗法首先要计算出自己每晚平均睡眠时间，然后，把自己的睡眠时间牢牢限制在这个时间内。例如：如果某人估计自己平均每晚睡6个小时，就强迫自己每天晚上12点上床，早上6点起床。这样就在心理上给了自己一个"抓紧时间睡觉"的暗示，等适应一段时间之后，还可以根据自己的实际情况对睡眠时间进行增减。

3. 放松疗法：精神紧张以及情绪暴躁、焦虑的失眠患者可以采用放松疗法，先平躺在床上，然后放空头脑，按照从上到下、先左后右的顺序放松全身肢体和各个部位，这个放松的过程越细致、越缓慢越好，在放松身体的时候，不妨冥想自己十分困倦，全身紧绷的肌肉和神经像被水泡发的木耳一样慢慢舒展开来。一般来说，很多人还没等肢体完全放松完毕，就已经入睡了。

除了上述几种方法之外，调节失眠的办法还有很多，失眠患者应该根据自己的实际情况和具体爱好来选择适合自己的调节方法。只有找到适合自己的调节方法，才能有效解除失眠，保养心脏。

用天然的"安眠药"调节睡眠

提到失眠，很多人首先想到的就是镇静剂和安眠药。其实，只要我们善于利用天然的"安眠药"——食物，也可以不费力地提高我们的睡眠质量。

一般来说，温和的牛奶、百合、小米、全麦面包或者全麦馒头在任何季节都可以帮助我们改善睡眠，所以失眠患者应多吃这些食物。

除此之外，我们还可以根据季节的变换，选择适合自己的食物。例如：在秋冬季节，我们可以选择桂圆、芡实、糯米、酸枣仁、枸杞子等安神暖身的食物；春夏季节可以选择南瓜、小米、茯苓糕等平和安神的食物。

在选择安神食物的时候，要根据自己的身体状况进行选择。体质敏感或者正在服用某些药物的人，最好在食用这些食物之前征求医生的意见，避免食物过敏或者与药物相克，一旦出现过敏等不适症状，要立刻就医。

除此之外，在采用食物调节睡眠的时候，要注意白天尽量不要饮用浓茶和咖啡，晚餐的时候不要喝酒，因为酒后容易在睡觉中出现口干和夜尿，破坏睡眠结构。而且，浓茶、咖啡或者酒精本身都是对心脏有刺激性的物质，不利于改善睡眠。

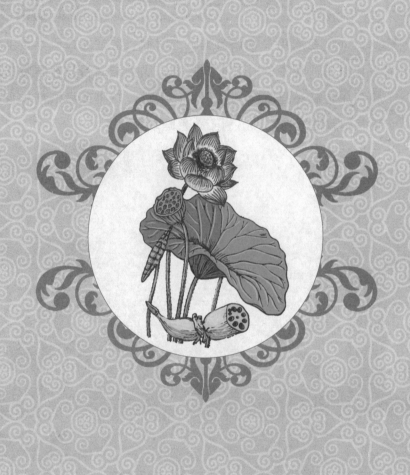

第二章

智慧养生，养心是一个系统工程

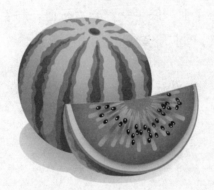

　　中医学认为，心与其他脏腑具有十分密切的关系，一旦心出现问题或发生疾病，则会导致其他脏腑出现症状或征兆，而其他脏腑出现问题或疾病，也会影响心脏的健康，因此，养心是一个系统工程。基于此，就有必要对心与其他脏腑的关系有一个大概的了解。

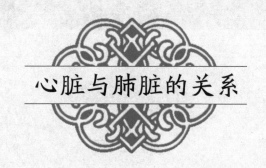

心脏与肺脏的关系

 ## 心与肺之间的生理病理联系

《素问·五藏生成篇》说："诸血者皆属于心，诸气者皆属于肺。"心与肺之间的生理病理关系，主要体现在血液运行和呼吸吐纳两个方面。

心、肺同居胸中，在三焦中共属上焦。心在膈膜之上，而肺覆心之上以维护之。心主血，肺主气；心主行血，肺主呼吸。这就决定了心与肺之间的关系，实际上就是气和血的关系。

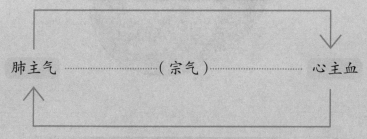

气为血之帅，肺气助心行血

肺主气 ——————（宗气）—————— 心主血

血为气之母，心血运布肺气

心主血脉，上朝于肺，肺主宗气，贯通心脉，两者相互配合，保证气血的正常运行，维持机体各脏腑组织的新陈代谢。所以说，气为血之帅，气行则血行；血为气之母，血至气亦至。气属阳，血属阴，血的运行虽为心所主，但必须依赖肺气的推动。

联结心之搏动和肺之呼吸两者间的中心环节，主要是积于胸中的宗气，宗气具有走息道而司呼吸、贯心脉而行气血的生理功能，所以，宗气只有贯通心脉，得到血的运载，才能敷布全身。所以，心与肺，血与气，是相互依存的。若血无气的推动，则血失统帅而瘀滞不行；气无血的运载，则气无所依附而涣散不收。

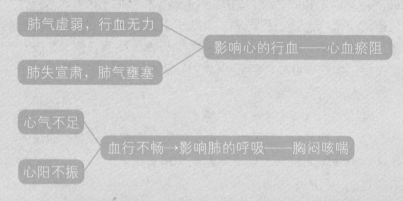

在病理方面，心与肺的病变可以相互影响。如肺气虚弱，宗气生成不足，使血行无力，或肺失宣降，气机不畅，使血行受阻，出现胸闷、气短、咳嗽、唇青、舌紫等症。反之，若心气不足、心阳不振或血行不畅，影响肺的宣发肃降，出现心悸、唇青、舌紫、咳嗽、气喘等症状。

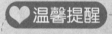

心与肺五行相关

中医学认为，心属火，在志为喜，肺属金，在志为悲（忧）。由于火能胜金，喜可胜悲（忧），心与肺为相克之脏，即火克金。正常情况下，肺金受心火的制约，以维持两脏之间的平衡，而这种平衡如果遭到破坏，则两脏之气必见偏颇，常表现为金燥侮火、火弱金旺、火旺伐金等证。

1. 金燥侮火

所谓金燥侮火，是指肺金之气太过，以至于心不但不能制约肺，反而受到肺的伤害。按照中医五行理论，心本属火，易生火热，若肺气太过，按照中医"气有余便是火"的理论，肺气过盛，往往会导致心火过旺，出现咯血、气促等症状，而且大多伴有面红耳赤、鼻息灼热等症状，个别患者还会有口舌生疮、心烦不寐等心经热盛的表现。

第二章 智慧养生，养心是一个系统工程

2.金弱火旺

所谓金弱火旺,是指因肺脏较虚弱,而呈现心气相对偏盛或心邪实盛的病变。如肺阴虚证,因肺的阴液耗伤,肺失滋润,肃降无常,症见咳喘少痰或无痰,口、鼻、皮肤干燥,五心烦热、盗汗等症状,同时,阴虚内热,热极化火,虚火扰乱心神,神不守舍,又表现为心烦、失眠、心悸、怔忡、舌红少津、脉细数等。

3.火旺伐金

所谓火旺伐金,是指心火亢盛而病于肺,可见于各种原因导致的心火内盛,火灼肺金,症可见心悸、失眠、多梦、心烦等心火内扰症状,或可见咳嗽息粗、咯血、鼻衄、便秘等火热伤肺的症状。治宜以降心火为主,清肺金为辅。

怎样既能养心又能养肺

心和肺是紧密相连的两个脏器,中医学认为,"心主血脉,其华在面",意思是心脏是血脉生发的根本,它是否健康,从面部皮肤的色泽可以反映出来。同时,按照中医"肺主皮毛"的理论,也就是说,心和肺的健康状况与我们的"面子"息息相关。这是因为充沛的心气能够推动血液和津液的运行,而肺是呼吸外界新鲜空气,排出废气的主要器官。如果心气旺盛,肺脏健康,血脉自然充盈,面色也自然红润而富有光泽;如果心气不足,肺部呼吸无力,那么

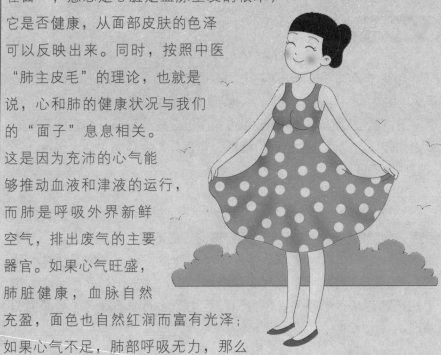

身体就会出现供血不足的现象，供血不足往往会导致皮肤得不到濡养，面色苍白无华；心血亏虚则会导致面色萎黄；心肺瘀阻则让人面色灰暗。

平日里，如果我们既想养心又想养肺，那么首先要注意饮食的均衡，尤其是在暑热逼人、伤心又伤肺的夏季，我们更应该多吃富含维生素C的新鲜瓜果、蔬菜，少吃或者不吃脂肪和胆固醇含量较高的食物（如骨髓、内脏、蟹黄），尤其要拒绝那些反式脂肪酸含量较高的食物，如人造黄油等。除此之外，我们还要注意少吃高盐、高糖等口味较重的食品，以免增加心肺的负担。我们还可以在保证食物安全和不过敏的前提下，适当补充一些如茯苓、莲子心、黑芝麻、莲子、红枣等药食两用的食物。

虽然现在提倡一天8杯水，但是为了保证心肺的健康，我们在饮水，尤其是在运动后饮水的时候，绝对不能喝冰水，而应该喝温水，并且不能一次大量饮用，最好小口慢饮。另外，补水量也有讲究，应该按照"缺四补三"，即按补水量大致等于身体所缺水分的四分之三的原则进行补水，否则就会给心肺造成巨大的负担。

在日常生活中，我们要尽量保持心情愉悦，以免心脉瘀阻，肺部浊气得不到排泄和释放，损伤心肺。

心肺功能较弱的人，应该尽量多参加体育锻炼来增强心肺功能，但是也不能参加过于剧烈的体育活动，否则就会因供氧不足对身体造成伤害，引起昏厥，甚至造成生命危险。所以，对于心肺功能较弱的人，可以采用步行的方式锻炼身体，而且步行的速度和时间要根据自身条件量力而行。

♥温馨提醒

调养心肺小妙招

松柏树的气息有着清心、净肺、安神的作用，所以，心肺功能较弱的人，可以尽量在每天太阳升起的两个小时之后，以及太阳落山之

第二章　智慧养生，养心是一个系统工程

前，到松柏树林中呼吸新鲜空气，只要长期坚持，必然可以改善心肺功能，但是在松柏树林当中呼吸新鲜空气的时候，一定要注意避开中午11~14时太阳最强烈的时间，因为这段时间，松柏的"毛孔"已经关闭，不会释放出任何有益气体，而松脂等物质反而会在阳光的照射下挥发有害气味，对人体造成伤害。

很多人都听说过一个养肺的妙招：睡前嘴里含一片梨，早上起来把梨吐出来的时候，发现梨片都变黑了，据说这种办法可以清心养肺安神。但是实际上这是一种错误的认识，人的本能就是当有食物放进嘴巴里，就会不由自主地咀嚼，更为严重的是，含着梨片入睡还有可能导致龋齿，甚至使梨片误入气道，造成危险。所以，我们不妨变换一种方式，就是晚饭后嘴巴里含一片梨，睡前刷牙时吐掉，这样也可以起到清心养肺的效果。

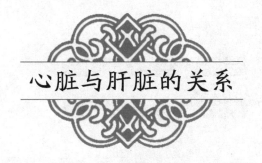

心脏与肝脏的关系

心与肝之间的生理病理联系

中医学认为，心主血，主神志；肝藏血，主疏泄，能够调节精神情志。所以，心与肝的关系，主要是主血和藏血，主神志与调节精神情志之间的相互关系。

心与肝的关系，主要体现在血液运行方面与神志方面的既有相互依存又有相互协同的关系。

1. 血液运行方面

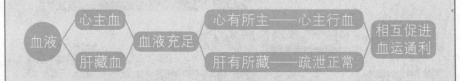

心主血，是对心主行血和心主生血的概括，指心具有总管一身血液运行和生成的作用；肝藏血，是指肝有贮藏血液和调节血量的作用。心与肝相互配合，共同维持血液的运行。血液充足，肝有所藏，才能发挥其贮藏血液和调节血量的作用，以适应机体活动的需要，心亦有所主。心血充足，肝血亦旺，肝所藏之阴血，具有濡养肝体、制约肝阳的作用。所以，肝血充足，肝体得养，则肝之疏泄功能就会正常，使气血通畅，血液就不致瘀滞，有助于心主血脉功能的正常进行。

2. 神志方面

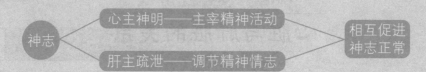

神志
心主神明——主宰精神活动
肝主疏泄——调节精神情志
相互促进神志正常

心主神志，肝主疏泄，皆与精神、情志活动密切相关。人的精神、意识和思维活动，虽然主要由心主宰，但与肝的疏泄功能亦密切相关。血液是神志活动的物质基础。心血充足，肝有所藏，则肝之疏泄正常，气机调畅，气血平和，精神愉快。肝血旺盛，制约肝阳，使之勿亢，则疏泄正常，使气血运行无阻，心血亦能充盛，心得血养，神志活动正常。总之，心、肝两脏，相互依存、相互为用，两者功能协调，才能维持正常的精神情志活动，才能使人的精神饱满，情志舒畅。

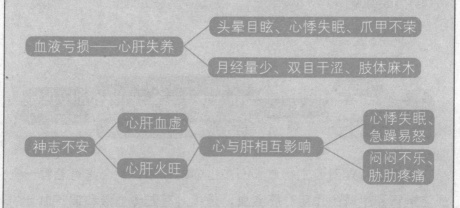

血液亏损——心肝失养
头晕目眩、心悸失眠、爪甲不荣
月经量少、双目干涩、肢体麻木

神志不安
心肝血虚
心肝火旺
心与肝相互影响
心悸失眠、急躁易怒
闷闷不乐、胁肋疼痛

心与肝在病理上的相互影响，主要反映在阴血不足和神志不安两个方面。如心血不足，则常可导致肝血不足；反之，肝血不足，亦可导致心血不足，二者常互为因果。常见头晕目眩、心悸失眠、月经量少、双目干涩、肢体麻木、爪甲不荣等心肝血虚证。心神不安，可导致肝失疏泄，或因情志所伤，亦可导致心神不安，常可出现心悸失眠、心烦、急躁易怒，或胁肋疼痛、闷闷不乐等病症同时并见。

心肝血虚

所谓心肝血虚，就是指心、肝两个脏器的血液亏虚，心肝血虚是因为缺乏血液滋养，生理功能减退所导致的病症。心肝血虚往往不仅两脏同病，而且存在气血两虚的问题，大多数时候，血虚症状较气虚症状更为严重。心肝血虚的常见症状包括心慌心悸、反应迟钝、失眠健忘、夜间多梦、头晕耳鸣等，女性患者还会出现月经稀少甚至闭经等症，有的还会出现肢体麻木、全身关节疼痛，以及指甲黯淡无光等表现。

心肝血虚的发病原因十分复杂，大多由于身体虚弱，久病不愈，或者失血过多所造成，但是也有很多患者是因为其他脏器病变"连累"心肝两脏，或者是一个脏器血虚，累及另外一个脏器，两者"一损俱损"所造成的。

怎样既能养心又能养肝

按照中医四时养生理论，春天是养肝的重要季节，夏天是养心的重要季节，但是随着环境的变化，春夏两季的界限不是十分分明，所以春夏两季是养心与养肝的重要时机，尤其是心肝较弱的人，更要在春夏两季采用适合自己的中医养生方法，维护人体的阴阳平衡，达到养心又养肝的目的。

对于心肝都比较虚弱的人，应该清淡饮食，尽量避免油腻、生冷、黏硬的食物。肝脏较弱的人，其排毒功能也较差，

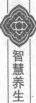

花生

所以应该多吃一些利尿和能够避免便秘的食物，如绿豆、红豆、豆芽、芝麻、花生、蜂蜜、韭菜、春笋、菠菜、荠菜等，但是在食用这些食物之前，一定要结合自己的体质进行选择和烹饪，体质敏感的人在选择食物的时候，更要避开那些可能引发过敏症状的食品。选择食品的时候，我们首先要遵守一个大前提，那就是只吃当季的食物，尽量不吃反季节的蔬菜、水果。

　　除了在饮食上需要注意之外，心肝虚弱的人也要常常对自己进行心理调养，在生活中，不要纠缠于零星小事，对无关痛痒的小事要尽量放开，让自己心胸豁达，只有这样，才能从根本上调理心肝。

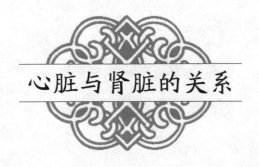

心脏与肾脏的关系

心与肾之间的生理病理联系

心属阳，在五行属火；肾属阴，在五行属水。心肾之间相互依存，相互制约，称为心肾相交。

心与肾之间，在生理状态下，是以阴阳、水火、精血的动态平衡为其重要条件的。具体体现在以下四个方面。

1. 心肾水火既济

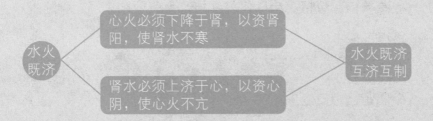

心在五行属火，位居于上而属阳，其性主动；肾在五行属水，位居于下而属阴，其性主静。心火下降于肾，与肾阳共同温煦肾阴，使肾水不寒。肾水必须上济于心，与心阴共同涵养心阳，使心火不亢。心肾水火相交既济，从而使心肾两脏的生理功能协调平衡。肾无心之火则水寒，心无肾之水则火炽。心必得肾水以滋润，肾必得心火以温暖。在正常生理状态下，这种水火既济的关系，是以心肾阴阳升降的动态平衡为其重要条件的。总之，心肾水火既济，从而使心、肾两脏的生理功能保持协调平衡。

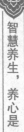

2. 心肾精血互生

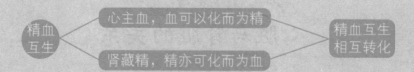

心主血，肾藏精，精与血皆来源于饮食水谷，是维持人体生命活动的必要物质。二者之间存在着相互资生和相互转化的关系，故有"精血同源"之说。血可以化而为精，精亦可化而为血，精足则血旺，反之，血液充盈则精足，精血之间的相互资生为心肾相交奠定了物质基础。

3. 心肾精神互用

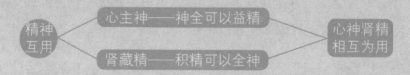

心藏神，肾藏精。精能化气生神，为气、神之源；神能控精驭气，为精气之主。故积精可以全神，神清可以控精。总之，心肾精神互用，亦为心肾相交之意。

4. 心肾君相安位

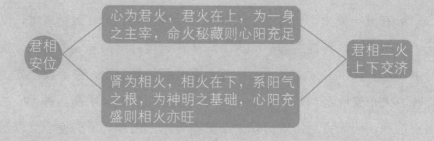

心为君火；肾为相火，也称命门之火。命火秘藏，则心阳充足；心阳充盛，则相火亦旺。君火相火，各安其位，则心肾上下交济，心阳、肾阳旺盛而正常。

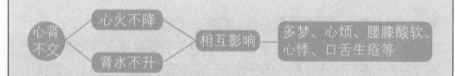

如果心肾相交这种关系被破坏，形成了病理状态，则称之为心肾不交。心肾不交是因为心肾之间的水火、阴阳、精血的动态平衡失调。心肾不交通常是指心火不降，肾水不升。心火不降，人就失眠多梦；肾水不升，人就容易口干舌燥。心肾不交表现为多梦、心烦、腰膝酸软；晚上自觉发热，但双脚又冰凉；小腹不暖，有的人还伴有心悸、口舌生疮等。

❤温馨提醒

心和肾是一对"患难兄弟"

科学家研究发现，人的心和肾是一对"患难兄弟"，肾病会使心脏疾病恶化，而心脏疾病也会影响肾病的发生与发展。

1. 肾病影响心脏病

美国密歇根州威廉·博蒙特医院的预防病学专家彼得·麦卡洛认为，肾病与心脏病"相辅相成"。他与同事追踪观察了3.7万多名志愿者，定期检测肾脏的3种生理指标：肾脏过滤血液的速率（即肾小球滤过率）、尿蛋白水平和贫血情况。研究发现，上述任何一种生理指标的恶化，都可能导致心血管疾病的发生。

肾功能不好至少会在三个方面影响心血管系统：一是影响心肌动力，造成心跳无力、失常；二是降低血液质量，血量即使再多，心脑还是缺血、缺氧；三是加速动脉硬化速度，血管老化快。

慢性肾病发病率很高，美国约有1900万人患有慢性肾病，只是许多人没有意识到。但对绝大多数慢性肾病患者来说，最大的噩梦恐怕就是每天接受透析。肾病专家几年前注意到一个奇怪的现象，许多肾病患者在病情远未发展到肾衰竭前，已死于心脏疾病。

2. 心脏疾病会损害肾脏健康

波士顿新英格兰医学中心的研究人员观察了1.3万多名志愿者，发现其中心脏疾病患者肾功能出现问题的概率是其他人的两倍。在临床上，医师们也经常会见到一些心脏病患者同时罹患肾脏疾病，同样肾病也会影响心脏。肾功能不好，会让身体的毒素排出难度增大，长期下去会出现与尿毒症相关的心脏病，甚至造成心衰。

怎样既能养心又能养肾

按照中医五行理论，心属火，肾属水，所以只有"心火"与"肾水"之间保持正常平衡的状态，才能保证心肾两脏阴阳动态平衡。心肾之间的平衡一旦失调，就会出现失眠多梦、头晕耳鸣、咽干唇燥、腰酸腿软等症状。所以，合理地补肾不仅可以养心，而且有益于人体的生殖、神经、骨骼等多个组织器官，从而在根本上调节人体功能，让身体的亚健康状态得到改善。

想要同时养心又养肾，就要首先区分自己是阴虚体质还是阳虚体质。一般来说，阴虚者大多脸色发红，手心较为温暖，尤其是夏天的时候，身边的人都能感觉阴虚者蒸腾出来的热气，对于这一部分人，就要选择玉竹、枸杞子、西洋参等性凉或寒的药物进行补心和补肾；阳虚者大多怕冷，在冬天经常会四肢冰冷，尤其是冬天的夜晚，手脚长时间暖和不过来，这种情况可以采用热性的药物来滋补，但是尽量不要用热性过大的中药，如肉桂、人参、鹿茸等，因为心属阳，一味用热性过大的药物，必然导致心火过盛，反而不利于心脏的保养，严重者还会危及生命。

胡乱补肾容易伤及心脏

很多人尤其是中老年人，在出现身体乏力、腰膝酸软等症状的时候，往往会不分青红皂白，将这些症状的病因统统归结为"肾虚"，然后就开始服用一些燥热之药进行补肾。殊不知，很多时候胡乱补肾，还不如清清静静睡个安稳觉，或者清心寡欲、放松心神来得实惠。加之"是药三分毒"，胡乱补肾，往往容易伤及心脏——轻则口干舌燥、脸红、鼻子出血，重则血压升高、大便干燥、失眠多梦，严重的还会导致中风，危及生命。

所以，我们一旦出现类似肾虚的症状时，一定要先经过认真检查和咨询医生之后再做决定。如果是熬夜或者过度"狂欢"引起的轻度肾虚，又没有器质性病变或者病菌病毒的感染，那就不妨把手头的工作和自己的欲望都放在一边，清粥淡菜，日出则起，日落则睡，过几天清静的日子，这样往往比乱吃补肾药物更加有效、安全。

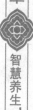

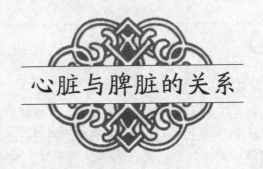

心脏与脾脏的关系

心与脾之间的生理病理联系

心主血而脾生血，心主行血而脾主统血。所以心与脾的关系，主要表现在血液生成与运行方面的关系。

1. 血液生成

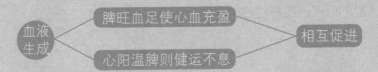

中医学认为，心主血脉而又生血；脾主运化，为气血生化之源。心血有赖于脾气转输的水谷精微以化生，而脾的运化功能又有赖于心血的不断滋养和心阳的推动，并在心神的统率下维持其正常的生理活动。脾气健运，化源充足则心血充盈；心血旺盛，脾得濡养则脾气健运。所以，心与脾是相互为用、相互促进的关系。

2. 血液运行

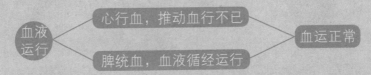

血液在脉内循行，内至五脏，外达皮肉筋骨，这既有赖于心气的推动，又依靠脾气的统摄，方能循经运行而不溢于脉外。可见血液能正常运行而不致脱陷妄行，既靠心气的推动，又要靠脾气的统摄。

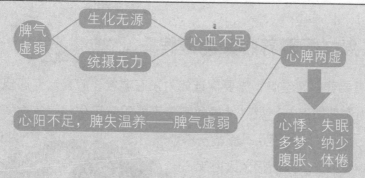

在病理上，心脾两脏可以相互影响，如心血不足，不能供养脾运，或思虑过度，使脾失健运，出现心悸、失眠、多梦、食少、腹胀、便溏等心脾两虚证。反之，脾气虚弱，运化无权，则心血化源不足，或脾不统血，失血过多，亦会导致心血不足，出现食少、腹胀或慢性出血，以及面色无华、心悸、失眠、多梦等病症。

心脾两虚证的治疗主要以补益心脾为主，但是在治疗的时候，要认真区分患者到底是气虚还是血虚。气虚者，应以补益脾气为主；血虚者，应以补养心血为主。

第一章
第二章
第三章
第四章
第五章

第二章   智慧养生，养心是一个系统工程

♥温馨提醒

心脾两虚者宜用姜醋泡脚

人的正常睡眠，系由心神所主，阳气由动转静时，即为入睡状态，反之，阳气由静转动时即为清醒状态。"阳气自动而之静，则寐；阳气自静而之动，则寤。"可见，人的正常睡眠机理，是阴阳之气自然而有规律的转化结果，如果这种规律被破坏就可导致失眠。

睡前用热水泡脚有助于入睡，但每个人的体质不同，同一种方法效果各异。心脾两虚的失眠者可在泡脚的热水中加些生姜和醋。

姜醋泡足的方法主要适用于心脾两虚的心神不宁者，也就是有多梦、易醒、健忘、四肢乏力、精神疲惫、头晕目眩、饮食无味、面色无华等症状，且兼有足癣、皮肤干燥者更宜。

具体方法：先取生姜适量，切成片放入水中煮沸1～2分钟，再加水调节温度至42～45℃，加入食醋适量，泡足15～20分钟。因热水、生姜、醋均属于温性物质，故阴虚火旺型失眠患者不宜使用。

怎样既能养心又能健脾

想要养心又健脾，先要保证体内没有湿气，脾喜燥而恶湿，一旦脾阳为湿邪所遏制，就必然导致脾气不能正常运化，脾气虚弱，运化失职，则血的化源不足，影响于心，以致心血不足。故而很多人心脾两虚的时候，经常会出现心悸、眩晕、面色不华、腹部胀满、不思饮食、大便稀溏等症状，少数人还会出现水肿。因此，想要养心又健脾，首先应该防止湿气对人体的侵袭，居住地要干燥。另外，游泳、洗澡的时间不宜过长。

夜晚，无论气温多高，都应该盖好腹部，尤其是婴幼儿，睡觉时最好戴上一个暖和的兜肚，这样可以防止寒气和湿气侵入机体，伤及心脾。

保养心脾还要注意预防空调病。空调温度不宜过高，也不宜过低，避免直对着冷风口吹，更不能长时间吹冷风，否则也会造成寒湿入体，伤及心脾。

保养心脾，不但要注意生活细节，还要积极调节自己的心理状态，保持愉悦的心情，只有这样，才能养心健脾，身体健康。

♥温馨提醒

夏季是养心健脾的好时机

每到夏天，大多数人往往会因为脾胃不和而不思饮食，因此很多人认为夏季不适合养生，其实不然，按照中医理论，夏季是个养心健脾的好季节。

夏季气候炎热潮湿，按照中医"湿气通于脾"的理论，夏天其实是养心健脾的好时机，但是夏天炎热，往往会损耗心阴，在健脾的同时，应当注意养心。因此，夏天的时候，为了养心健脾，应该少吃辛辣温热的食物，如胡椒、辣椒、酒、狗肉、羊肉等，而应该多吃一些苦味食品，如莲子心、苦瓜、鱼腥草等。同时，心脏不好的人，在夏天的时候不要洗冷水澡，更应该少吃冷的食物，尤其不能在高温环境中大量饮用冰水，以免对心脏造成强烈的刺激。

第二章 智慧养生，养心是一个系统工程

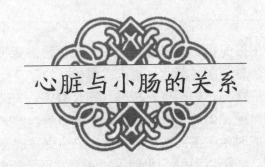

心脏与小肠的关系

心与小肠之间的生理病理联系

中医学认为，"心与小肠相表里"。心为脏，属阴；小肠为腑，属阳。两者在五行都属火。心位于胸中，小肠位于腹部，两者虽相距甚远，但由于手少阴心经属心络小肠，手太阳小肠经属小肠络心，心与小肠通过经脉的相互络属构成脏腑表里关系。

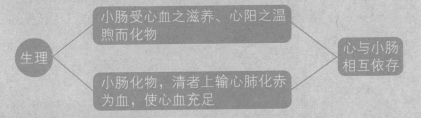

在生理功能上，心属火，主血脉，心火温煦、心血滋养，则小肠功能正常；小肠主受盛化物、泌别清浊，吸收水谷精微，则可以化生心血。由此可见，心与小肠在生理关系上是相互依存的。小肠吸收水谷精微的功能往往概括在脾主运化的功能之中。

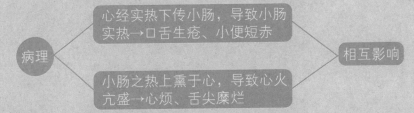

病理上，心与小肠相互影响，如心火过旺时，除表现为口舌生疮外，还有小便短赤、灼热、疼痛等小肠热证证候，称为"心移热于小肠"。若小肠实热，亦可顺经上移于心，则可出现心烦、舌尖糜烂等

症状，治疗宜清泻心火，同时清利小肠之热，两者兼顾，才能取得良好的疗效。

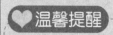温馨提醒

辨证论治口舌生疮

口舌生疮固然大多是因小肠实热上熏于心引起的，但是，也有患者口舌生疮是由心火亢盛引起的，而且两者都有心烦面热、失眠多梦、浑身发热、小便颜色变深等症状，两者极易混淆。因此，一旦出现口舌生疮的症状，先要分清原因，再进行治疗。

口舌生疮多为火热之证，当分虚实。若患者是青年，口疮剧痛，犹如火灼，口苦口臭，便干尿黄，为实热、实火。治当清热泻火，解毒止痛；若患者年老体弱，口疮隐隐作痛，咽干舌燥，烦热或五心烦热，舌红少津，为虚热、虚火，治宜养阴生津，清降虚火。

第一章

第二章

第三章

第四章

第五章

怎样既能养心又能调理小肠

小肠是消化系统的重要组成部分，也是人体吸收营养的重要器官。小肠功能强健，心脏才能得到良好的滋养，因此，我们应该从日常生活和饮食入手，为自己打造好"心肠"。

中医学认为，"欲要长生，肠内当清"，同样想要心脏健康，就要保证小肠内没有"渣滓"，从根本上避免肠内浊气伤及心脏。

目前市面上有很多名为"肠清茶""排毒茶"的产品，而且很多人也会为了达到"清肠"的目的购买、服用这些茶，但实际上，这些所谓的"肠清茶"或者"排毒茶"当中大多含有大量寒凉泻下的中药，盲目服用，不但对调理心肠无益，反而容易因为寒凉过度伤及人体正气。

其实清理肠胃的办法不应是服用泻药或者所谓的排毒产品，而是应该尽量多吃一些富含膳食纤维的食物。研究表明，健康人每天摄入20克左右的膳食纤维可以有效降低患食管癌、胃癌的风险，同时能够清理肠道，并且可以有效调整肠道菌群环境，从根本上缓解

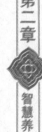

第二章 智慧养生，养心是一个系统工程

便秘。一般来说，蔬菜、水果以及未经粗加工的五谷杂粮等食物中含有的膳食纤维都较多，膳食纤维可以刺激肠壁的蠕动，缩短有害物质在肠内滞留的时间，有效减少有害物质的吸收。

在日常饮食当中，吃饭的时候应当放慢速度，同时，每口食物至少要咀嚼20下再咽下去，不然的话就会明显增加肠胃的负担，使肠胃蠕动变慢，食物中的营养物质也不能被肠道有效吸收，造成营养的浪费。

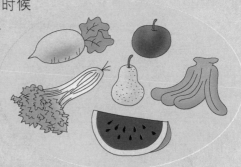

除此之外，为了增强肠胃功能，午饭后应该稍微休息片刻，这样可以让脑部血液流向胃部，增强肠胃的消化吸收功能；吃完晚饭之后不能立刻躺下，也不要立刻窝在沙发里看电视，而是应该慢走一小会儿或者做一会儿家务再坐下休息。

❤温馨提醒

调理小肠可以治疗心脏不适

《灵枢·经脉》云："小肠手太阳之脉，起于小指之端，循手外侧上腕，出踝中，直上循臂骨下廉，出肘内侧两骨之间，上循臑外后廉，出肩解，绕肩胛，交肩上，入缺盆，络心，循咽下膈，抵胃，属小肠；其支者，从缺盆循颈，上颊，至目锐眦，却入耳中；其支者，别颊上頔，抵鼻，至目内眦（斜络于颧）。"

由此可见，心与小肠的经络紧密相连，所以小肠出现问题，心脏也会受累。同时，与心脏相比，小肠位于极易受寒的下腹部，而一旦受寒，往往累及心脏。所以，不少人虽然常感到心脏不舒服，但是实际上心脏本身并没有器质性病变，只是代小肠受过。此时固然要积极温通心脏经络，但是也要注意用药物疏通小肠经，这样才能标本兼治。

第三章

强心健心，会吃才是硬道理

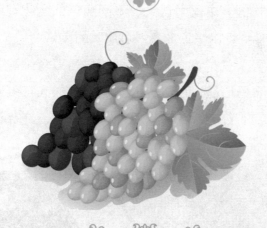

　　俗语有言"民以食为天"，由此可见，饮食在人们日常生活中占有重要的地位。如果饮食不恰当，不注重饮食习惯，势必会对心脏造成伤害。那么，为了我们的心脏，怎样吃才合理、怎样吃才更有利于心的健康呢？答案就在本章当中。

饮食习惯决定心脏健康

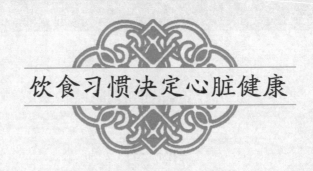

赤入心，养心宜多吃红色食物

饮食是健康的基础，这是中医一直强调要吃好饭的一个主要原因。中医学认为，"药食同源"，所以，吃好饭对人体的健康很重要，但是饭不能乱吃，从身体健康的角度来讲，不同的食物对人体的作用是不一样的。中医学认为，不同颜色的食物有不同功效，摄入各种颜色的食物可以保证自身"血质"的良好。

《黄帝内经》说"赤为心"，即如果用五色来配属五脏的话，那么，赤色配属于心脏。所以，心功能不好的人可多食红色食物，常见的红色食物有红薯、红枣、番茄、胡萝卜、红辣椒、红豆、山楂、草莓等。

以红薯为例，据《本草纲目拾遗》等古代文献记载，红薯除了具有健脾胃、强肾阴的功效外，还具有很好的补虚乏、益气力的功效，可以使人长寿少疾，同时能补中、和血、暖胃、肥五脏。从现代医学的角度来看，红薯含有丰富的淀粉、膳食纤维、胡萝卜素、多种维生素以及钾、铁、铜、硒、钙等10余种元素和亚油酸等，营养价值高，每100克鲜红薯仅含0.2克脂肪，可产生414千焦（99千卡）热量，约为大米的

红薯

1/3，是很好的低脂肪、低热能食品，还能减肥、健美，被营养学家称为营养均衡的保健食品。

不过，需要说明的是，红薯虽好，但不能过量食用，否则就会出现腹胀、胃灼热感、嗝气、泛酸、排气等不适，一般不主张生吃，体质差者，最好是蒸透或煮熟后再吃。

这里为你推荐一道养心安神食谱——红薯大枣粥：红薯150克，大枣8枚，粳米30克，红薯切成块加适量水与大枣、粳米下锅同煮，大火煮30～40分钟后，还可以加入少量红糖。此粥不仅可以养心安神，而且有助于睡眠。用红枣做成的红枣葱白汤，也有养心的功效，对防治神经衰弱导致的失眠有很好的作用。具体的做法是用红枣20枚、葱白8根同煮，先把红枣泡发后加水250毫升，中火煮20分钟后加入葱白，继续用小火煮15分钟即成。温服，每天1～3次，每次150～200毫升即可。

需要说明的是，赤入心，但并非红色食物吃得越多越好，也并非心的所有问题都可以通过食用红色食物来防治。比如，如果阳气偏盛，需要做的就是滋阴抑阳、调养心肾，就要"以水济火"，黑色食物可滋肾阴。所以，即使是养心，有时也需要进食一些黑色食物，以平抑盛阳。

宜食苦，降泄心火宜多吃苦味食物

中医学认为，食物有酸、苦、甘、辛、咸5种基本味道，不同食物有不同的味道。不同的味道分别与人体的五脏相应。

早在2000多年前，中医经典著作《黄帝内经》就提出人要健康，就要吃五色、五味食物。五色是指青、赤、黄、白、黑，可应肝、心、脾、肺、肾，五味即酸、苦、甘、辛、咸，可滋补肝、心、脾、肺、肾。五色五味分入五脏，各有阴阳偏差，"辛甘发散为阳，酸苦涌泄为阴""咸味涌泄为阴，淡味渗泄为阳"。人体作为内外统一的有机整体，通过调和五味、五色并且顺应自然，就可

第三章

强心健心，会吃才是硬道理

以调整人的容颜和健康。

苦入心，味苦的食物可以养心。顺应自然，天人合一，是中医所提倡的养生之道。事实上，养心也是这样，养心要吃苦味食物，结合季节来考虑，中医说"夏养心"，那么在夏季多吃苦味食物，往往会收到很好的养生效果。

这是因为，心为"火脏"，心火过旺易致口舌生疮，这个时候，最好吃点苦味的食物。因为，在中医看来，苦味食物具有清热解毒和泄火的功能。最好的苦味食物应是苦瓜，不管是凉拌、热炒还是煲汤，只要能把苦瓜做熟且不失青色，都能达到清热降火的目的。除苦瓜外，其他苦味

苦瓜

食物也有不错的降火功效，如苦菜、杏仁、灵芝、茶叶、苦丁茶、银杏茶等，都为夏季养心佳品。

另外，心脏病患者的饮食总原则是吃苦味食物，但是也要因症状而异。这就和我们会随季节的变化而调整穿衣是一个道理。结合四季养生来看，夏天出汗多，人体易丢失津液，所以要适当吃些酸味食物，如柠檬、乌梅、草莓、番茄、葡萄、山楂、菠萝、芒果、猕猴桃等，可预防流汗过多而耗气伤阴，还能起到生津解渴、健胃消食的功效。炒菜时可在菜肴中放点醋，醋酸还可杀菌消毒，预防胃肠道疾病。养生有总原则，但并非是一种绝对原则，否则，或是过犹不及，或是食不对胃反而会出现健康问题。

最后还要强调的是，吃苦味食物虽可以让你远离上火的烦恼，但苦味食物不可过食，因为吃得太多或者长期食用容易损伤脾胃，引起纳呆、腹泻等不适。另外，中医认为，苦入心，化燥伤阴。过食苦味食物容易损伤人体的阴液，而人体阴液，是老人的至宝。因

此，这里尤其要提醒老年人，如果平素有形体消瘦、手足心热、午后潮热、夜间盗汗等阴虚表现，选用清苦降火的茶叶时要慎重。

多吃玉米油能预防冠心病

玉米油又叫粟米油、玉米胚芽油，是从玉米胚芽中提炼出来的，最大限度地将玉米胚芽中的"精华"营养保留了下来，可谓"精华中的精华"。不饱和脂肪酸、植物甾醇、维生素E，正是玉米油中所浓缩的玉米的"精华"营养，同时，也正是这三种成分在保护心血管中起到了"清道夫"的作用。玉米油中含有丰富的不饱和脂肪酸，其中人体的必需脂肪酸——亚油酸就占了一半。不饱和脂肪酸有助于改善人体内胆固醇的代谢，减少血液中胆固醇的沉积，能起到预防动脉粥样硬化、冠心病的作用。玉米油中的植物甾醇可在消化道中与胆固醇形成"胶粒"，减少胆固醇的吸收，从而降低血胆固醇水平。玉米油中含有的天然维生素E在人群观察研究和动物干预实验研究中已被证实，其与不饱和脂肪酸、植物甾醇一样，具有预防动脉粥样硬化、冠心病的作用。

♥温馨提醒

科学食用玉米油

近年来，玉米油渐渐被人所熟知，并且因其保健功效而备受推崇。但"健康"的油也需要严格控制每天的摄入量。否则，不但不能发挥其保健功效，还容易因为摄入过多油脂而带来其他健康隐患。

玉米油的本质和其他食用油一样，都属于高热量食物，虽然每种玉米油由于榨取工艺不同而热量不同，但是每百毫升玉米油中，至少含80克脂肪和700千卡热量。因而，过多摄入也会产生健康问题。

基于上述原因，每天食用玉米油不宜超过25毫升，最好限制在20毫升以下，用于凉拌较好，而且在炒菜的时候，油温不能过高，否则会产生致癌物质，危害健康。

除此之外，对胡萝卜素过敏的患者不宜食用玉米油。

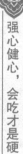

睡前一杯牛奶可安神助眠

　　牛奶是人们生活中常食用的一种营养饮品。中医学认为，牛奶味甘性微寒，具有生津止渴、镇静安神、清热通便、补虚健脾、美容养颜等功效。

　　睡前喝一杯热牛奶可以让你睡得更香甜。牛奶中含有两种催眠物质：一种是色氨酸，其可转化为能调节睡眠的神经递质——5-羟色胺；另一种是对生理功能具有调节作用的肽类，让人感到全身舒适，有利于解除疲劳并入睡。此外，牛奶中的镁元素会提高心脏和神经系统的耐疲劳性。

　　牛奶虽好，饮用时也要注意。日常生活中，人们为了获得更好的口感，往往会边煮牛奶边往牛奶中加糖，为了使糖化得快，还会把牛奶和糖一起煮，殊不知，在高温下牛奶中的赖氨酸与糖中的果糖结合会生成一种有毒物质——果糖基赖氨酸。这种物质不但不能被人体消化吸收，还会对心血管产生危害。所以，如果实在想喝甜牛奶，最好等牛奶煮温热后再放糖并搅至溶化。只有这样才能既满足了口感，又保养了心脏。

保护心脏要多吃豆制品

　　要想拥有一颗健康的心脏，不但要有适当的运动，更要有健康、合理的饮食。只有改变不合理的饮食习惯，少吃或者不吃胆固醇和脂肪含量高的食品，同时要适量多吃豆制品，才能有效降低胆固醇，进而降低心脏病的发病率。

　　有研究成果显示，每天饮食摄取不少于25克的豆类蛋白，就能够显著降低血液里的胆固醇，如果在摄取不少于25克豆类蛋白的同时，配合低胆固醇和低饱和脂肪酸饮食，则能显著降低心脏病的发病率。

豆类食物之所以对心脏有好处，是由于它所含有的不可溶性纤维能够有效降低胆固醇，而其富含的可溶解性纤维则可以帮助排出体内"垃圾"。除此之外，豆类食物还含有丰富的蛋白质、糖类、多种元素等。营养专家建议，健康人每周至少要食用3次以上豆类，而且在食用豆类时首选非转基因黄豆。

多吃豆制品，对于预防妇女绝经后的心脏疾病有着极大的好处，这是因为妇女体内的雌激素有着升高高密度脂蛋白、降低低密度脂蛋白的作用，但是，绝经后，妇女体内的雌激素水平会大幅度下降，因此对心脏的保护作用也会降低，于是长期被"压制"的低密度脂蛋白甚至还会出现"反扑"的现象，危害身体健康。豆制品中所含的大豆异黄酮，是人体体内合成雌激素的主要成分，因此，绝经妇女应多食用豆制品，不但可以有效预防动脉粥样硬化和心脏病，还可以起到延缓衰老的作用。

不过，豆制品虽好，但因为其含有大量的植物雌激素，并不适合所有人，尤其不适合雌激素分泌过多的妇女。

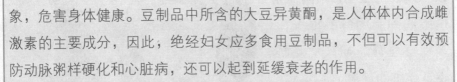

黄豆

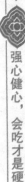

第三章　强心健心，会吃才是硬道理

❤ 温馨提醒

豆制品虽好，选择有诀窍

虽然豆制品有利于心脏健康，但是目前市面上的豆制品大多经过层层加工，口味普遍较重，而且不少豆制品或是过于油腻，或是经过烟熏，这些加工过的豆制品都不利于心脏的健康。

因此，在选购豆制品的时候，要尽量选择未经加工的产品，而且买来之后最好当天吃完，同时要尽量购买非转基因大豆制品。豆类不但富含植物蛋白，而且嘌呤的含量要高于鱼类和肉类，因此痛风和肾病患者要少吃豆类。此外，需要注意的是大豆含有大量的大豆异黄酮（又称"植物雌激素"），青少年不宜过多食用。

护心饮食宜增酸减苦

现代社会竞争越来越激烈，工作压力也越来越大，人体往往会产生大量的乳酸，而乳酸蓄积到一定程度，就会刺激心脏，导致疲劳及睡眠障碍。这个时候，如果可以喝点用水果或者粮食酿造的食醋，可以有效抑制乳酸生成，同时还可以消除沉积的乳酸，从而有效消除或减轻疲劳感，使人轻松入眠。中医有"酸甘化阴"的说法，意思是说食入酸甜的食物可以转化为阴津，让我们因为压力频频上升的心火迅速下降，从而有效促进睡眠。因此，多摄入酸味食物，可有效稳定情绪，改善睡眠。

除此之外，酸味食物还可以有效软化血管，预防血管内脂肪和胆固醇的堆积，而保证血管通畅，从侧面保证心脏的健康。

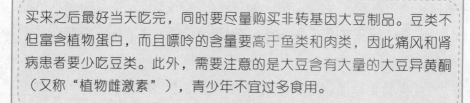

但是，酸味食物绝对不是吃得越多越好，以我们常见的食醋为例，健康人每天摄入食醋不要超过一汤匙，而且最好用温开水稀释后再喝，以免腐蚀牙齿和胃黏膜。在选择酸味食物的时候，尽量选择具有天然酸味的食物，如酸木瓜、酸菠萝，以及以碎米、麸皮、高粱、玉米等粮食，或者以苹果、柿子为原料酿造的食醋等，尽量避开那些具有"化学

酸味"的食品。需要注意的是，吃酸味食物虽好，但是患有胃溃疡和胃酸过多的人尽量不要吃，以免加重病情。

除了吃酸味食物外，为了护心，我们应当尽量少摄入苦味食物。按照中医理论"苦味入心"，而且苦味食物本身又有降心火的功效，所以，偶尔吃一点苦味食物并无大碍，但是如果长期食用苦味食品，无异于用一盆又一盆的冷水泼向心脏这个人体的"小火炉"，久而久之，便会损害心脏的健康。

♥ 温馨提醒

谨慎选择"果醋"饮料

目前，市场上出现号称能够减肥、美容、降血脂的"果醋"饮料，其实真正意义的果醋，应该是以果汁为原料发酵后添加蜂蜜等辅料制成的，目前市面上大部分的果醋都是以勾兑的方法制成的。勾兑的方法一般有两种，一是果汁加米醋，二是果汁加冰醋酸。

虽然，从食品卫生角度上说，勾兑的果醋对人体健康危害不大，但是也谈不上有什么益处和营养。所以，我们在购买果醋的时候要留心外包装，如果配料表上写着"果汁、醋酸（或米醋）"的字样，那就证明这果醋绝对是勾兑的；但如果是写有"果醋、发酵"的字样，那这果醋应该是发酵的。不过，现在很多商家为了追求利益，往往会将配料表写得含糊其词，因此，仅仅依靠配料表，无法完全辨别，所以消费者还需要进一步从口感上来分辨。

一般来说，勾兑的果醋闻起来往往会有醋酸和香精的刺鼻味，喝起来也会有醋酸那种比较"冲"的味道，而酿造的果醋，无论是闻起来还是喝起来都比较柔和、甘醇。在选择果醋的时候，消费者应当谨慎，以免花了买酿造果醋的钱，却只换来一堆添加剂。

冠心病患者宜少食多餐

现在很多营养专家建议，冠心病患者在日常饮食中应少食多餐，忌多吃少餐，更不能暴饮暴食，因为心脏病患者大多伴有心肌肥大、心脏供血不足。一旦饮食过饱，或暴饮暴食之后，一方面，在某程度上导致膈肌上移，挤压心脏和肺部，造成呼吸、循环不畅；另一方面，会让血液集中到胃肠中以消化食物，从而加重心脏供血的不足。

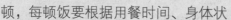

所谓少食多餐，不是让你一天零敲碎打地总是吃东西，而是将一天三顿拆分为一天四顿或者五顿，最多不能超过六顿，每顿饭要根据用餐时间、身体状况来选择合适的食物，重要的是，即使面对自己再喜欢的食物，最多也只能吃到七分饱。只有这样，才能避免过于饱满的肠胃压迫已经虚弱的心脏，从而在保证自身营养的前提下，达到养心的目的。

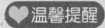温馨提醒

预防冠心病，把住"入口关"

根据临床医学研究证实，冠心病的病因固然很多，但常见的病因是胆固醇水平过高，胆固醇堆积于血管壁内，占据、阻塞血管内壁，不仅造成血流不畅，而且造成动脉粥样硬化，导致冠心病等心血管疾病的发生。胆固醇含量过高的原因多是患者没有把好"入口关"，进食了大量富含胆固醇的食品，如蟹黄、鱼子、油炸食物、肥肉等。所以，为了预防冠心病等心脏疾病，我们在日常饮食中应多吃五谷杂粮、蔬菜、水果及豆类，每天适当摄入一些蛋、奶、肉，这样才能保证身体的健康。

心脏病患者宜多喝苹果汁

西方有句谚语："每天一苹果，医生远离我。"在所有水果当

中，苹果是禁忌少、适应面广、敏感人群少的水果。苹果富含维生素C，可以提高人体免疫力，有效改善心脏功能。除此之外，苹果含丰富的果胶和膳食纤维，有助于清理肠道，阻碍部分脂肪被人体吸收，从而有效降低患心脏病的风险。

不过，在日常生活中，很多人尤其是中老年人在食用苹果的时候，往往会因为苹果本身的凉、硬、酸等问题而"望而却步"。因此，为了心脏健康，心脏病患者可以将苹果榨汁饮用，怕冷的话，可以隔热水适当加热，但是切勿长时间高温加热，否则会使营养成分变性、丢失；如果怕酸，可以在苹果汁中添加适量蜂蜜。

第一章
第二章
第三章
第四章
第五章

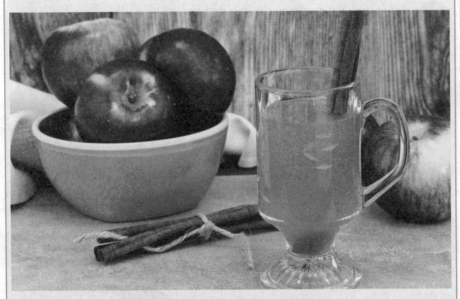

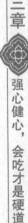

一般来说，苹果汁可以在饭后一小时饮用，这样不仅可以促进消化，而且能够防止因为摄入大量果汁而吃不下饭导致营养失衡。

💗温馨提醒

果汁还是鲜榨的好

目前，市场上的果汁种类繁多，五花八门，很多消费者也认为，喝果汁就等于吃水果了，但是实际上根本不是这么回事。

如果我们在选购果汁的时候，认真看产品标签，就会发现有果汁含量百分之百的、果汁含量约为10%的，以及果汁含量小于5%的

"果汁"。上述后两者，其浓郁的果汁味道和鲜艳的色泽大多是由香精和色素勾兑出来的。即使标签上标明果汁含量百分之百的果汁，如果我们仔细看成分表，也会发现这些果汁其实是由果汁原浆和水勾兑而成的。所以，最健康的果汁就是我们自己在家鲜榨的果汁。

不过，大部分人在榨完果汁之后会把果渣扔掉，其实，喝果汁的时候，完全可以有意地在果汁当中添加一部分果渣，这样不仅可以增加果汁的膳食纤维，而且可以让果汁的口感变得更加顺滑、饱满。

高盐饮食会加重心脏负担

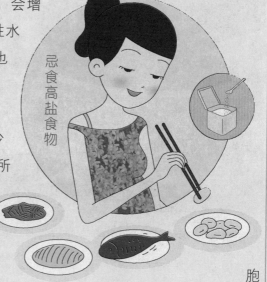

忌食高盐食物

众所周知，吃盐过多，会增加肾脏的负担，造成全身性水肿。殊不知，吃盐过多，也会给心脏带来巨大的负担。

从生理学的角度来说，每1克食盐进入人体，至少需要200毫升水来稀释，所以，食盐一旦摄入过量，人体内所需的水分自然也要增加。吃盐过多，会直接导致人体细胞外液渗透压升高，进而增加全身的血液容量，直接增加心脏负担，导致水肿，甚至会出现全身性血液循环障碍的症状。

除此之外，长期吃盐过多，会让进入人体的钠离子增多，从而导致高血压、代谢紊乱等疾病，甚至会导致心肌缺血；尤其是肾炎、肝硬化的患者，长期吃盐过多会加重水肿甚至会出现腹水。所以，如果每人每天的食盐摄入量控制在6克以下的话，那就等于给心脏卸下了一个"大包袱"。

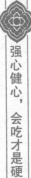

第一章

第二章

第三章

第四章

第五章

♥温馨提醒

日常饮食中含盐调味品的"陷阱"

随着生活条件的改善，物质生活越来越丰富，厨房当中的调味料也越来越多，人们不仅可以从食盐当中摄取盐分，而且在鸡精、酱油、十三香等调味品中也能摄取盐分，所以，即使我们有意控制了食盐的摄入，如果不控制其他含盐调味品的摄入，也会造成盐的摄入超量。那么，对于已经习惯了重口味的人，应该如何减少食盐的摄入量呢？

首先，对于口味比较重的人来说，尽量不要一下子就减少食盐的摄入量，否则不但会造成食不甘味，而且会让人因为特别想吃咸而在短时间内一下子吃进很多重口味食品。其次，要充分发挥蒜、葱、姜、胡椒、花椒等调料的作用，让丰富的味道弥补咸味的不足。尤其是在吃方便面等速食食品的时候，尽量不放整包调料，并且尽量不要喝汤，因为调料中所有的盐分会溶解在汤里。最后，应该尽量避免外出吃饭，因为大多数餐馆和食摊上的饭菜为了迎合顾客的口味，或是为了掩盖食材的不新鲜，往往会添加大量的含盐调味品。

🪭 高钾食物可预防高血压

高血压是严重危害心脏健康的疾病之一，因此，想要养心，就要想办法保持血压平稳。

钾离子在人体当中发挥的主要作用，就是维持人体体液的平衡，循环中体液容量过多是引起高血压的原因之一。除此之外，钾可以有效防止和缓解机体的疲劳感，同时还可以有效预防中风的发生。但是，由于人体自身不能合成钾离子，因此想要得到足够的钾离子，就必须从饮食中摄取。

对于高血压患者而言，摄取钾离子的简单、安全的方法就是多吃钾含量高的食物，如糙米、薯类植物、南瓜、薏苡仁、荞麦、花生、杏、香蕉、小麦胚芽、哈密瓜、樱桃、芒果、橘子、瓜子等。

第三章

强心健心，会吃才是硬道理

吃肉多，易引发心脏疾病

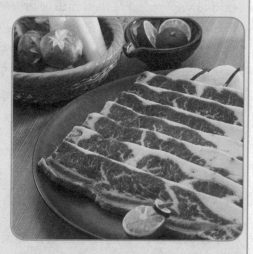

　　吃肥肉过量易患心脏疾病，这已经是人所共知的，但是很多人不知道，如果过量食用红肉，也就是哺乳动物的肉，也会引发心脏疾病。

　　动物红肉中含大量血红素铁，易于被人体吸收。据研究，摄入过量的血红素铁，会导致患冠心病的风险增加57%左右。原因在于血红素铁被吸收后会作为低密度脂蛋白胆固醇氧化的催化剂，从而导致组织破坏性炎症，增加患冠心病的风险。在日常生活中，我们不但要严格控制新鲜红肉的摄入量，而且要少吃或者不吃烟熏或者腌渍的肉类加工食品。因为在这类食品加工过程中，往往为了风味或者保存的需要添加了亚硝酸盐等多种对人体健康有害的添加剂。

但不会对身体有害，反而可以有效补充人体所需的微量元素。而烹饪肥肉的好办法就是长时间地炖煮。肥肉经过长时间炖煮后，其中的饱和脂肪酸含量大幅度下降，同时单不饱和脂肪酸及多不饱和脂肪酸含量不断增加，加之炖烂的肥肉更容易被人体消化吸收，因此很适合健康人食用。但是，即使肉类再美味，也不能摄入过多，并且在摄入的同时应增加绿色蔬菜的摄入量，保证营养的均衡。

❀ 过量补充铁元素对心脏不利

随着社会生活节奏的日益加快，患有贫血等疾病的患者也越来越多，因此，很多人纷纷采用各种各样的营养药剂以补充铁元素。但科学研究结果表明，过量补充铁元素会导致心脏疾病的发生。

科学研究发现，过量补充铁元素，不仅会增加心脏负担，而且可能导致急性铁负荷过重，甚至造成急性心肌梗死、全身性血液循环障碍。因此，补充铁元素应谨遵医嘱，忌滥补。

♥温馨提醒

用铁锅烹饪宜忌

在日常生活当中，有许多人使用铁锅烹调食物以补充铁剂，但在使用铁锅烹饪的时候要注意以下两点。

首先，不能用铁锅烹煮杨梅、山楂、海棠等酸性水果。因为这些水果当中含有大量酸性物质，这些物质会与铁发生化学反应，人吃了用铁锅烹煮的这些食物后可能会引起中毒。

另外，煮绿豆也尽量不要用铁锅，因为豆皮中的类黄酮会与铁发生化学反应，生成一种有毒的黑色物质，这种物质不但会让绿豆汤汁变成黑色，而且会使人中毒。

❀ 心脏病患者不宜过度补钙

很多心脏病患者认为，补钙不仅可以预防骨质疏松，而且能够

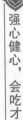

第三章 强心健心，会吃才是硬道理

有效预防高血压等心血管系统疾病，但根据研究的成果，心脏疾病患者过量补钙有可能会引发猝死。所以，心脏疾病患者在必须口服药物补钙时，应该严格遵守医嘱，并在医生的指导下服用小剂量的钙拮抗剂，防止猝死的发生。

❤ 温馨提醒

多晒太阳，安全补钙

阳光中的紫外线有助于人体中的维生素D与游离钙离子的结合，从而让人有效补钙，所以心脏疾病患者安全的补钙方式就是多晒太阳。

不过，我们尽量在秋冬季节晒太阳，不宜选择炎热的夏季晒太阳，以免高温导致中暑。晒太阳的时候要在空气新鲜的户外进行，不能隔着玻璃，因为玻璃会将紫外线隔离，达不到补钙的效果。另外，在晒太阳的时候，要注意不要睡着，以免着凉感冒。

哪些食物易伤心

 ## 高脂肪食物易引发动脉粥样硬化

过去，人们对动脉粥样硬化有一个认识的误区，那就是认为动脉粥样硬化是因人体衰老，血管壁失去弹性而造成的。

其实，动脉粥样硬化是多种因素共同作用引起的，发病机制复杂，危险因素有高血压、高血脂、糖尿病、肥胖和遗传等。而过食高脂肪食物是导致这些疾病发生的主要因素之一。长期大量食用高脂肪食物，会导致血液中的脂肪过多，这些脂肪微粒在动脉内层逐渐沉积下来，致使这一部位的内层组织形成灰黄色斑块，这些斑块内常常继发性出血、溃疡、钙化，同时血管内还会因为各种原因导致纤维组织增生，在一系列的综合因素之下，导致动脉硬化。动脉硬化不仅会让血流变慢，而且还会导致心脏无法获得足够的血液供应，导致心脏长期处于一种缺血、缺氧的状态，发生各种心脏疾病。

核 桃

由此可见，动脉硬化的元凶正是脂肪。日常生活中如果摄入过多的高脂肪食物，会增加动脉粥样硬化的风险。因此，养护心脏要少吃高脂肪食物。常见的高脂肪食物有核桃、芝麻、花生、油炸食品、肥肉、动物内脏、奶油制品等。

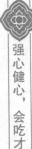

摄入过多动物肝脏不利于养心

很多人都知道，过量食用肉类不利于养心，但是实际上大部分的动物内脏的胆固醇含量都高于肌肉，其中以猪肝、猪肠、猪脑等的胆固醇和脂肪含量较高。以传统观念中的明目佳品——猪肝为例，100克猪肝中胆固醇含量高达288毫克，是猪瘦肉的3.5倍。长期食用动物肝脏，容易引起高脂血症、动脉粥样硬化等严重危害心血管系统的疾病。

除了胆固醇、脂肪含量较高之外，动物肝脏在食品安全方面也存在极大的隐患。在养殖期间，由于饲料、水源和环境等种种问题，食用动物往往摄入大量的有毒物质，其中较多的当数重金属、残留农药、抗生素、饲料添加剂、激素，以及各种非法使用的添加剂（如盐酸克伦特罗，也就是俗称的瘦肉精）等，这些物质往往会在肝脏等内脏中进行代谢并且累积，可对心脏造成极大的危害。

♥温馨提醒

预防心脏病，要注意控制糖分的摄入

为了保证我们的心脏健康，在日常生活中，我们要尽量减少糖类的摄入。糖类在进入人体后，会被人体迅速吸收，导致血糖水平急速升高，这就迫使身体要大量分泌胰岛素才能降低血糖，而糖代谢过程中会转化为甘油三酯，甘油三酯是造成血液黏稠和动脉粥样硬化的主要成分。所以，为了预防心脏病，我们在日常饮食当中，不但要控制脂肪的摄入，还要控制糖分的摄入。

 ## 酒暗藏对心脏的"杀机"

酒文化是我国的传统文化之一。在日常生活中，我们经常会看到人们相互敬酒、相互劝酒的场面，殊不知，在这"敬"和"劝"中其实暗藏着对心脏的"杀机"。

很多时候，我们会听到一些嗜酒如命的人这样为自己开脱：

"喝酒伤肝，但是不喝酒伤心。"酒精对肝脏的危害不言而喻，但是很多人也许不知道，酒精不但伤肝，还伤心。

酒精对心脏造成危害的病机较为复杂，但是酗酒容易造成心律不齐以及心房颤动却是一个不争的事实，临床医学调查研究显示，上述病症多发生于彻夜饮酒之后，所以在国外又被称为"假期心脏症候群"（Holiday Heart Syndrome）。这类疾病不仅会导致心脏不适，而且严重的时候还会导致猝死。尤其是短时间内过量饮酒，还会导致心房颤动、急性心力衰竭以及急性心肌梗死等病症。避免这类疾病发生的唯一方法，就是戒酒。

很多人认为，"喝酒可以疏通心脑血管"。那么这种说法是否正确呢？新的临床研究显示，少量饮酒确实可以加速血液循环，并且对血栓的形成具有一定的抑制作用，可一旦过量，酒精就会对心脏产生危害。另外，喝过酒的人都知道，酒后往往会浑身出汗，而且会口干舌燥，这就是酒精消耗了身体过多的津液的结果，因而，若是长期无节制饮酒，那就等于是把心脏放在酒精炉子上炙烤一样，必然会给心脏带来巨大的伤害。

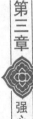
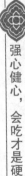

❤温馨提醒

吸烟有害健康

在吸烟过程中，大量的一氧化碳、煤焦油、尼古丁等有害物质进入人体内。大多数人认为，受吸烟危害较大的脏器是肺，但是实际上，吸烟不仅会伤肺，而且会伤心。因为香烟中的有害物质不但会导致心脏组织缺氧，而且会干扰血脂和胆固醇的代谢，造成胆固醇等代谢"垃圾"在血管内壁沉积，加速动脉粥样硬化的发展。临床调查研究结果表明，吸烟者的心血管疾病的发病率和死亡率大概是不吸烟者的2倍。

 ## 菜籽油危害心脏健康

新的临床医学研究发现，过多食用菜籽油对心脏健康不利。虽然菜籽油也是植物油的一种，但是菜籽油当中至少含有40%的芥酸。芥酸被人体消化分解后，会变成脂肪微粒进入血液当中，对人体器官尤其是心血管系统产生极大的危害。除此之外，因为其化学性质独特，所以被人体分解后产生的脂肪微粒往往会沉积在心脏当中，据临床统计，约有80%的心脏病患者存在因过多食用菜籽油而出现"心肌脂肪沉积"的现象。"心肌脂肪沉积"不但会增加心血管的负荷，而且会诱发动脉粥样硬化以及心肌梗死等病症。

基于上述原因，心脏病患者在选择烹饪用油的时候，应该尽量少吃或者不吃菜籽油，而是改用其他植物油，如花生油、大豆油、葵花子油、米糠油等，以避免对心脏造成危害。

♥温馨提醒

美味不能贪多

《儒门事亲》中记载过这样一个故事："舞水一富家有二子，长者年十三岁，幼者十一岁，皆好顿食紫樱一二斤，每岁须食半月。后一二年，幼者发肺痈，长者发肺痿，相继而死。戴人常叹曰：人之死者，命耶？天耶？古人有诗：爽口味多终作疾。真格言也。天生百果，所以养人，非欲害人。然富贵之家，失教纵欲，遂至于是。"

故事当中的紫樱桃，其实就是现在所说的熟透了的红樱桃。从营养价值来说，樱桃是一种好的水果，但故事中的两个孩子，不但把樱桃当饭吃，而且长期食用，损伤心气，以至于肺部生病而亡。

樱桃是这样，其他食品也是如此。虽然我们对食物和口味都有自己的偏好，但是为了身体的健康，面对美味的时候，我们还是应该保持理智的克制。只有这样，才能保证营养均衡，使身体健康，心气充足。

心脏疾病患者不宜多食山楂

山楂是一种药食两用的食材，具有平喘化痰、消食开胃、化痰行气、化滞消积、活血散瘀等功效。但是，心脏疾病患者却不能多食山楂。

山楂

首先，就女性心脏病患者而言，山楂会加速子宫收缩，加速心脏跳动，严重的时候甚至会导致心脏疾病发作。

另外，心脏疾病患者大多证属心气不足，但是山楂恰恰是"破气"以消积滞，所以一旦食用过多，必然会损伤元气，这对证属心气不足的心脏疾病患者来说更是雪上加霜。

除此之外，山楂中果胶和单宁酸含量高，这些物质容易与心脏病患者经常服用的药物相克，抵消药效，甚至会与药物发生化学反应，产生有毒物质，危害心脏健康，甚至导致猝死。

心脏疾病患者不宜多食鱼子、蛋黄

虽然根据鱼类、蛋类的种类不同，脂肪含量有所不同，但是所有鱼子和蛋黄的脂肪含量都在50%以上。

有临床研究结果提示，长期吃鱼子、蛋黄等食品，会损害人的血管，尤其是对于那些已经存在动脉硬化的患者，鱼子、蛋黄的摄入量越多，血管的动脉硬化现象就越严重，自然对心脏的危害也就越大。

❤温馨提醒

吃得过饱，危害心脏

食文化是中国的传统文化之一。面对琳琅满目的美食，很少有人能够管住自己的嘴。但是，很多人在吃得过饱时会出现喘不过气来的现象。之所以会出现这种现象，首先，是因为人在吃饱之后，胃部体积变大，挤压心脏和其他脏器，导致出现憋气的现象。其次，过量进食，就意味着要有大量的血液流入胃肠道中帮助消化，这也意味着流入心脏的血液会大大减少，以至于造成心脏供血不足，而心脏供血不足，往往会导致心肌梗死。此外，长期吃得过饱的人往往会导致腹腔内脂肪堆积过多，挤压心脏，造成心脏不适，时间久了，也会引发心脏疾病。

为了避免这种现象出现，我们在进食的时候，以七分饱为宜，要多吃蔬菜和水果，少吃肉类，保证营养均衡。

🪭 过量食用油炸食品伤心脏

有医学统计结果显示，全世界30%以上的心脏病的发生与过量摄入油炸食品关系密切。之所以会这样，主要有以下几个原因：

●油炸食品含有大量的反式脂肪酸，人体摄入这种物质的量越高，心脏病发作乃至猝死的风险就越高。这是因为反式脂肪酸进入体内之后，不但难以被人体分解利用，而且会像

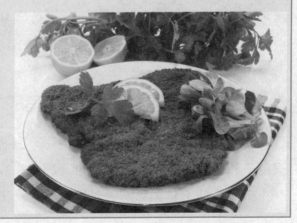

"垃圾"一样阻塞血管，导致血栓的发生。

●反式脂肪酸还会附着在血管壁上，导致血管壁变得又硬又脆，这就容易导致血管破裂，发生意外。

●油炸食品是难以消化的，长期食用会给肠胃造成大量的负担，导致很多本来应该流向心脏的血液流向肠胃。

现在大多数油炸食品所用的油都是多次使用的，其中含有大量的致癌物质，同时油炸食品在下锅之前往往会因为色泽和口味的需要而添加很多盐进行腌制，而这些物质都会对我们的身体造成危害，间接或者直接损害心脏的健康。

烤制食品会对心脏造成危害

日常生活当中，很多人喜欢吃烧烤食品，而且认为烧烤食品没有多余的油脂，甚至其中部分脂肪已经在高温下融化滴落，因此在很多人看来，烤制食品比较健康。事实并不如此，长期食用烤制食品，也会对心脏造成危害。

●烧烤食物普遍具有脂肪含量高、热量高的特点，长期食用这些食物，必然会给心脏造成危害。

●烧烤食品在烧烤过程中，会产生大量的焦油和有害物质，因此，吃烧烤食品对健康的危害等同吸烟。

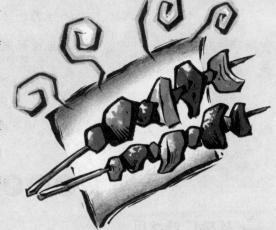

●烧烤食品大多性质十分燥热，容易导致心火亢盛。

所以，无论是从食物营养还是从食品安全的角度来说，烧烤食品对于心脏病患者来说都是禁忌。

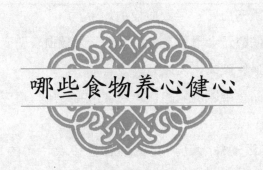

哪些食物养心健心

坚果类——降低患心脏疾病的风险

日常生活中的坚果一般包括两大类：一类是树坚果，包括杏仁、榛子、板栗、白果（银杏）、开心果、腰果、松子、核桃、夏威夷果等；另一类是种子，包括花生、南瓜子、葵花子、西瓜子等。

坚果的营养十分丰富，不但含有大量的糖类、脂肪、蛋白质等，还含有大量B族维生素、维生素E及磷、钙、锌、铁等多种矿物质，以及大量膳食纤维。除此之外，坚果中还含有丰富的不饱和脂肪酸。

坚果当中所含的各种丰富的营养物质可以有效清除人体新陈代谢所产生的自由基，防止人体心血管被氧化，还可以调节血脂，降低心脏病的发生率。

不过，由于坚果含有大量的脂肪，因此要达到养心的目的，就要控制摄入量。容易上火的人群，以及正在减肥或者正在控制血压、血脂的人群不宜多吃。

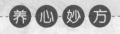

养心妙方

核桃仁炒丝瓜

【原料】生核桃仁50克，丝瓜200克，精盐、橄榄油、白糖各适量。

【做法】①丝瓜洗净去皮，切成厚片备用，核桃仁不用改刀；

②炒锅在火上烧热，倒入橄榄油，随即倒入丝瓜和剥好的核桃仁翻炒；③翻炒1分钟左右，加入清水约50毫升，继续翻炒；④加入适量白糖，快速翻炒，见糖化即离火；⑤以少许精盐调味，即可食用。

【功效】益心健脑，清热解毒，美容通便，去心火，安心神。主治因心火过盛导致的咳嗽痰多、口干舌燥，以及便秘、小便黄赤、痤疮等病症。

【附注】对丝瓜过敏的人严禁食用；烹饪时，坚持少油、少盐、低糖的原则，只有这样，才能保证该菜具有保健功效。

♥温馨提醒

食欲不振，可能是心脏病的信号

食欲不振，尤其是没来由的食欲不振，往往是人体状况的"预警信号"，特别是患有心脏病的人，如果不是由于消化系统或者暂时的情绪低落导致的食欲不振，而是突然间的食欲不振或者胃胀，往往就说明心脏疾病正在恶化，或者是某些急性心脏疾病的"信号"。

心脏疾病患者食欲不振的原因有很多，但是大多数是因为心功能不全导致体内供血不足或者有瘀血。

在日常生活中，如果出现明显的食欲不振，一定不要掉以轻心，应该密切观察身体的其他情况，如身体有没有迅速地消瘦、下肢有无明显的水肿等，尤其是心功能不全的患者，应该立刻去医院就诊。

🪭 黑芝麻——预防动脉硬化

《本草纲目》记载："服黑芝麻百日能除一切痼疾，一年身面光泽不饥，二年白发返黑，三年齿落更生。"中医学认为，黑芝麻能够补肝肾，益精血，润肠燥。可以这样说，黑芝麻是传统的滋补佳品。

第三章 强心健心，会吃才是硬道理

据检测，每100克黑芝麻含蛋白质19.1克，脂肪46.1克，钙780毫克，磷516毫克，铁22.7毫克，并且还含有花生酸、芝麻素、油酸、芝麻酚、硬脂酸、甾醇、棕榈酸、卵磷脂，以及大量的维生素A、B族维生素、维生素D、维生素E等营养物质。芝麻所含的丰富营养不仅可以有效延缓人的衰老，而且能够显著减少心脏组织中的过氧化脂质，使

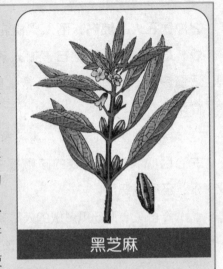

黑芝麻

心脏的细胞膜免受自由基的损害，从而达到养护心脏的目的。不少营养学家认为，芝麻当中的维生素E可以有效改善血液循环，从而显著促进新陈代谢。而芝麻中的芝麻素和芝麻酚的抗氧化能力是维生素E的50倍。健康人每日食用20克黑芝麻，可以有效预防高血压和动脉硬化等心血管疾病。

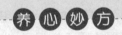
养 心 妙 方

🍲 黑芝麻糊

【原料】黑芝麻200克，糯米100克，冰糖或者精盐适量。

【做法】①黑芝麻淘洗干净，放入锅中，文火快速翻炒，当看到芝麻在锅中跳动时停火，备用；②将芝麻碾碎，越碎越好，备用；③糯米用豆浆机打成米糊备用；④米糊加水入锅，加上碾碎的黑芝麻，不停搅拌，直至芝麻与米糊完全融合在一起，待米糊熟后根据自己的口味用冰糖或者精盐调味。

【功效】清理血管，消除便秘，预防动脉硬化。

【附注】腹泻者不宜多吃；肠胃功能较弱者，可以将糯米换成大米；糖尿病、高脂血症患者不宜加糖食用。

玉米——预防高血压和冠心病等

玉米的营养价值很高。玉米中含有大量的不饱和脂肪酸，以及大量的亚麻油酸，这些物质都有显著的降低胆固醇的作用。新鲜的玉米还含有丰富的维生素C，对美容、明目、预防高血压和冠心病等有显著作用。除此之外，玉米当中还含有人体必需的氨基酸——蛋氨酸，这些氨基酸不但可以有效促进大脑细胞正常代谢，而且有利于帮助脑组织排出多余的氨。玉米的胚芽里含有丰富的维生素E、维生素B_1、维生素B_2，这些维生素可以有效增强人的体力和耐力。除此之外，玉米还含有丰富的糖类，以及大量的胡萝卜素、镁、磷、铁等有利于身体健康的营养物质。

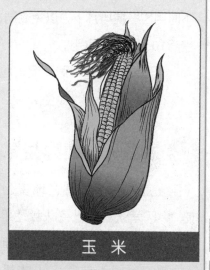

玉 米

中医学认为，玉米味甘性平，具有健脾、除湿、利尿等作用，能够有效缓解脾虚湿盛所致的腹泻、消化不良、水肿等症状。同时，新鲜的煮玉米和磨得很细的玉米粉做成的食物对常年的胃病也有一定的缓解作用，尤其适合长期熬夜导致脾胃虚弱的人食用。

需要注意的是，患有干燥综合征、糖尿病、更年期综合征且属阴虚火旺之人不宜食用爆玉米花，否则易助火伤阴。玉米发霉后会产生致癌物，所以发霉的玉米绝对不能食用。

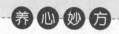

养 心 妙 方

🍲 玉米糊

【原料】玉米面100克。

【做法】①玉米面加适量冷水，搅拌为糊状，搅拌的时候，应该

第三章 强心健心，会吃才是硬道理

少量多次加入凉水，以防玉米面产生疙瘩；②锅中加水烧开；③将玉米糊缓缓倒入锅中，一边倒，一边搅拌；④转文火烧开，在烧开过程中，不时用勺子搅拌几下，以免煳锅；⑤烧开后煮至黏稠即可关火，盖上锅盖闷10分钟即可食用。

【功效】利水消肿。促进心脏血液循环，预防心脏疾病。

✦ 土豆——健脾益气，补钾养心

土豆别名马铃薯、地蛋、洋芋等。中医学认为，土豆味甘性平，入胃、大肠经，有健脾益气、补钾养心等功效。而脾胃健康，人才能健康地吸收营养，排出体内"垃圾"。土豆中含有丰富的黏蛋白，其具有预防心血管疾病、降低中风发病率的作用。

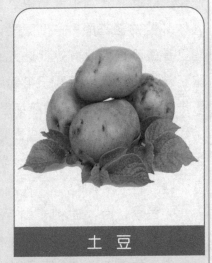

土豆

很多人认为，吃土豆会发胖，但实际上，土豆仅含有0.1%的脂肪，几乎是所有能够充饥的食物当中脂肪含量最低的。因此，以土豆为主食，可以有效减少脂肪的摄入，从而可以有效降低患心脏疾病的概率。除此之外，土豆还含有丰富的钾元素，钾元素可帮助肌肉和心脏保持正常功能，因此，适量多吃土豆对心脏有好处。

不过，要想健康地吃土豆，把土豆简单地蒸熟或者煮熟蘸盐吃便可，绝对不能吃经过油炸的土豆。

值得注意的是，发霉、发青或者发芽的土豆绝对不可以食用，一旦误食，往往会出现舌头发麻的中毒症状，这个时候应该迅速前往医院进行治疗。

养心妙方

🍲 低脂土豆泥

【原料】土豆200克，鸡胸肉、黄瓜、胡萝卜各50克，鸡蛋1枚，牛奶100毫升，精盐、胡椒粉各适量。

【做法】①鸡胸肉洗净煮熟，切成黄豆粒大小的碎块；②土豆、鸡蛋分别煮熟；③土豆剥皮，鸡蛋剥壳，分别用勺子碾碎；④将牛奶和精盐、胡椒粉混合均匀后混入土豆和鸡蛋泥；⑤胡萝卜、黄瓜洗净，切成黄豆粒大小的碎粒，与鸡肉粒拌入土豆鸡蛋泥中即可食用。

【功效】健脾护心。

【附注】高血压、高脂血症患者要去掉鸡肉，并且要少放精盐和胡椒粉。

第一章

第二章

第三章

第四章

第五章

🪭 菠菜——预防心血管疾病

菠菜作为日常生活当中常见的绿色蔬菜，不仅含有丰富的膳食纤维和维生素，而且富含叶酸。现代医学已经证明，叶酸对心血管疾病有显著的预防作用。

根据临床医学统计，叶酸对于心脏病的预防作用要远远大于维生素E以及其他营养补充剂。除此之外，菠菜还富含铁质，可以让人体安全健康地补铁。同时，菠菜含有大量的膳食纤维，可以有效地促进肠胃蠕动，排出体内"垃圾"。

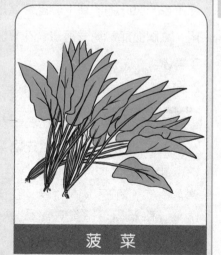

菠 菜

需要注意的是，菠菜虽好，吃起来却有讲究。由于菠菜含有大量的草酸，而草酸特别容易与钙质结合成为人体难以吸收的草酸

第三章 强心健心，会吃才是硬道理

钙，因此在烹调菠菜的时候，应该先用开水焯一下，以去除大部分的草酸。菠菜所含的草酸可以和钙盐结合成草酸钙结晶，使肾炎患者的尿色浑浊，管型结晶增加，所以肾炎和肾结石患者不宜多吃。煮过的菠菜隔夜后不宜食用，因菠菜里的硝酸盐在还原酶的作用下会还原成亚硝酸盐，长期食用可诱发癌症。

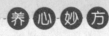

🍲 凉拌菠菜

【原料】菠菜200克，芝麻酱30克，精盐、白糖各适量。

【做法】①锅中放水烧开，菠菜入水后快速汆烫，捞起后控干水分；②芝麻酱中加精盐和白糖，用少量凉水搅拌均匀，搅拌过程中要少量多次，逐次加水，这样才能保证芝麻酱和水充分融合在一起；③准备好的菠菜切大段，与搅拌好的麻酱混合均匀即可食用。

【功效】通便清热，理气补血，滋阴润燥。对于心火上亢引起的高血压、头晕、目眩以及嘴角生疮有很好的缓解作用。

【附注】芝麻酱最好选择纯芝麻酱，因为芝麻酱的油脂含量丰富，在不影响风味的前提下，芝麻酱加得越少越好。另外，腹泻患者不宜食用，高脂血症、糖尿病患者在烹饪这道菜的时候应该不加白糖，同时少加精盐。

♥ 温馨提醒

吃饭先吃菜，心脏准不赖

很多人在吃饭的时候，往往会按照自己的喜好来确定进食顺序。其实，在吃饭的时候，正确、健康的进食顺序应该是先吃绿叶蔬菜、海藻类、菌类等热量少、体积大而且富含膳食纤维的食品，接着再吃主食和肉类。在进食的时候，每吃一口食物，都至少要咀嚼30下，这样可以让我们的大脑有个充分的"反应时间"，使得我们尽可能地在血糖值还来不及升高的时候，就获得了饱腹感，从而有效防止血糖升高过快以避免热量摄取过量，以减少脂肪堆积，有效提升心脏的健康水平。

番茄——保护心脏，降血压

番茄又叫西红柿、洋柿子，属于茄科一年生或多年生草本植物，其浆果可以食用。又因番茄色彩艳丽，故又被称为"爱情果"。番茄的新鲜果实，在我国通常被看成一种蔬菜，但从它的营养成分来看，则更接近于水果。

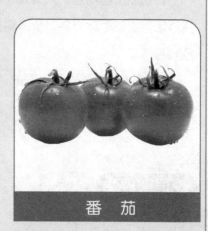

番茄

现代医学研究发现，番茄中的番茄红素、维生素P、B族维生素、维生素C等有保护血管、预防高血压的作用，并能改善心脏功能。另外，番茄含有大量的钾及碱性矿物质，能促进体内钠盐的排出，有利于维持人体内环境的稳定，有降压、利尿、消肿的作用，对高血压、肾脏病有良好的辅助治疗作用。

未完全成熟的番茄（青番茄）含有大量番茄碱，如果在短时间内食用大量青番茄会引起食物中毒，其症状主要表现为恶心、呕吐、头晕、全身发热等，严重时可能危及生命，因此最好不要吃青番茄。如果用青番茄做菜的话，可以稍微放点醋，破坏番茄碱，以避免中毒。

体质较寒凉、血压低、冬天手脚冰凉的人不适合吃生番茄，女性在生理期食用过多生番茄，容易出现腹痛。另外，番茄不宜与牛奶同吃，同时空腹时也最好不要吃得太多，否则易与胃酸起化学反应，生成难以溶解的块状物，导致胃部胀痛。

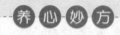
养心妙方

番茄炒丝瓜

【原料】番茄、丝瓜各250克，黑木耳10克，植物油、精盐各适量。

【做法】①番茄洗净，用开水烫后剥皮，切成块，备用；②丝瓜去

第三章 强心健心，会吃才是硬道理

皮洗净，切成菱形片备用；③黑木耳水发后，撕碎，备用；④炒锅置武火上，锅热放植物油，入番茄、丝瓜片略炒，再加入黑木耳同炒，下精盐炒匀，加盖稍焖至熟，放入精盐调味即可。可用于佐餐或单食，早晚各1次。

【功效】清肝平阳，凉血活血，生津安神。适合高血压、动脉硬化证属肝阳上亢者，症见眩晕、头胀痛、耳鸣、易怒、失眠、多梦、脉弦数等。

♥ 温馨提醒

心脏病患者忌吃过冷或过热的食物

过热食物往往会给心脏带来巨大的刺激，导致心脏病发作。但是，心脏病患者也不能过度饮用冷饮，因为过度饮用冷饮，往往导致冠状动脉瞬间收缩，使得全身的供血量在短时间内急剧减少，甚则诱发急性心肌梗死。因此，心脏病患者在日常饮食中，应该少量、慢食，并且温度不能过高或者过低。

海带——预防动脉硬化

在传统观念当中，海带是一种含碘量极高可以辅助治疗因缺碘而致的甲状腺肿以及克汀病的药食两用的食材。海带的营养十分丰富，除了海藻产品当中常见的碘、钙、磷、硒等多种元素外，还含有丰富的胡萝卜素、B族维生素等，这些营养物质可以有效避免脂肪和胆固醇在心血管内堆积，从而有效避免动脉硬化的发生。

与陆地植物相比，海带中含有丰富的岩藻多糖，并且含有陆地植物所没有的昆布素，这些营养成分不但能够有效防止血栓的形成，而且具有很高的活性，可以清除血液中的低密度脂蛋白胆固醇等，从而有效防止血液黏稠度过高，避免动脉粥样硬化的发生。

另外，海带中含有丰富的膳食纤维，这些膳食纤维可以有效清除人体肠道内的毒素和宿便，从而有效避免积聚的毒素损害心脏健康。

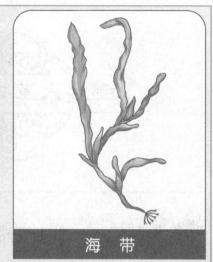

海 带

海带虽好，但是在食用的时候却要注意：海带生长在海水当中，因而吸附了大量的重金属，尤其是有毒重金属——砷，所以在食用海带的时候，不但应当充分浸泡发开，而且应该浸泡12~24小时，其间至少要换5次水，浸泡完毕之后，要认真清洗干净，这样才能食用。

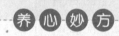

养心妙方

海带炖排骨

【原料】海带100克，胡萝卜500克，排骨250克，魔芋200克，精盐、生抽、鸡精各适量。

【做法】①海带泡发，捞出洗净切成食指长短的海带片，打结备用；②排骨用冷水浸泡2个小时泡去血水，然后入冷水锅煮开，将浮沫撇去，备用；③海带加入排骨锅中，为防止煳锅，先捞出排骨，投入海带，然后将排骨放在海带上，文火炖煮1小时；④胡萝卜去皮，切厚片，放入排骨海带锅内；⑤将魔芋切成麻将大小的方块，投入海带锅中，炖煮半个小时；⑥将上述炖好的食材整锅端离火，视个人口味加入精盐、鸡精、生抽调味即可食用。

【功效】利水平喘，消痰软坚。适用于水气凌心之心悸、高血压。

【附注】孕妇不宜食用。

第三章 强心健心，会吃才是硬道理

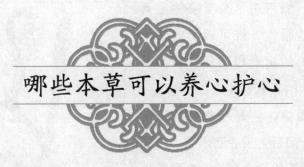

哪些本草可以养心护心

 ## 薏苡仁——保护心脏健康

薏苡仁，又称薏米，在《神农本草经》中被列为上品，全国各省均有栽培种植。薏苡仁不但能够利水渗湿，而且有助于清热排脓，同时还能健脾止泻。

在炎炎夏日里，薏苡仁更是优良的养生食材，其味甘性寒，可入脾、胃、肺经。因此，薏苡仁可以治疗夏日常见的水肿脚气、食少腹泻，以及肺痈、肠痈等多种疾病。尤

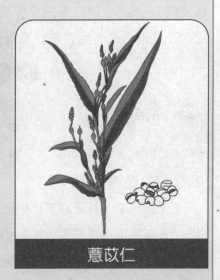

薏苡仁

其是夏日的炎热会让本来属"火"的心脏雪上加霜，而全国各地越来越严重的"桑拿天"更是对惧怕湿气的心脏的一种侵害，而薏苡仁祛湿的功效可有效抵御这种侵害。

《本草纲目》中记载："薏苡仁，阳明药也，能健脾益胃。虚则补其母，故肺痿、肺痈用之。筋骨之病，以治阳明为本，故拘挛筋急风痹者用之。土能生水除湿，故泄泻水肿用之。"《本草经疏》中记载："性燥能除湿，味甘能入脾补脾，兼淡能渗湿，故主筋急拘挛不可屈伸及风湿痹，除筋骨邪气不仁，利肠胃，消水肿令人能

食。"《本草正》中记载："味淡甘，气微凉，性微降而渗，故能去湿利水，以其去湿，故能利关节，除脚气，治痿弱拘挛湿痹，消水肿疼痛，利小便热淋，亦杀蛔虫。"《本草新编》中也记载："最善利水，不至损耗真阴之气，凡湿盛在下身者，最适用之。"

由此可见，薏苡仁突出的作用就是利水渗湿，从而达到宁心安神的作用，同时其性味甘淡平和，所以薏苡仁是一种安全的药食两用的食物。

薏苡仁虽然是个宝，但是其性微寒，而且有促进子宫收缩的功效，孕妇以及虚寒体质的人不宜食用，尤其在冬天更不宜食用。

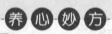

冬瓜薏苡仁排骨汤

【原料】薏苡仁50克，排骨150克，冬瓜200克，葱、姜、精盐、黄酒、生抽各适量。

【做法】①先将排骨在清水中泡1个小时，以便泡去排骨中的血水和杂质；②冬瓜切块备用；③薏苡仁反复淘洗后浸泡3个小时备用；④排骨洗净后入冷水锅，锅中加适量黄酒烧开，撇去浮沫，稍凉撇去表面浮油，留汤和排骨备用；⑤将排骨以及排骨汤放入瓦煲中，同时加入薏苡仁、冬瓜块、葱、姜，敞盖武火烧开后盖上盖，转文火炖2个小时，以少许精盐调味即可饮用；喝汤的同时排骨可蘸生抽食用。

【功效】滋阴养心，利水消肿。主治水饮凌心所致的心悸、水肿等病症。

【附注】排骨应该尽量选择脂肪较少的部位，心脏病、高血压患者可以只用薏苡仁和冬瓜熬水日常代茶饮，这种茶饮不仅可以有效消肿利水，而且是一道十分适合在潮湿夏日饮用的清凉饮料。

第三章 强心健心，会吃才是硬道理

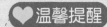 **温馨提醒**

心脏病患者不能一次性大量喝水

心脏病患者如果一次饮水过多，水分会快速进入血液，在肠道内被大量吸收，使血量增加，不健全的心脏难以承受这样的负担，使病情加重，患者会出现胸闷、气短等症状，严重者会出现心肌梗死。那么，心脏病患者应当如何喝水呢？

心脏病患者在喝水的时候，应该注意少量多次地喝水，绝对不能等到渴了再喝，每次最多喝200毫升，而且要小口慢咽，尤其要养成睡前喝200毫升水的习惯，因为心肌梗死和心绞痛往往会在凌晨发作，而睡前喝一点水，可以有效预防这些疾病的发生。

茯苓——宁心安神

茯苓，又名云苓、松苓、茯灵，是多寄生在马尾松或者赤松根部的真菌茯苓的干燥菌核，外形像甘薯，外皮黑褐色，鲜品里面有白色或粉红色的浆液。

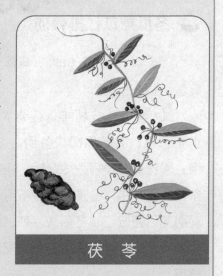

茯苓

中医学认为，茯苓性平，味甘、淡，有利水渗湿、益脾和胃、宁心安神的功效。因为茯苓用途广泛，且可与多种药物配伍，能用于多种疾病的治疗，所以古人称茯苓为"四时神药"。除此之外，现代医学研究证实，茯苓可以显著增强机体免疫力。

茯苓强心护心的作用体现在茯苓可以健脾利水，同时能够治疗体内痰湿过重引起的多种疾病，尤其能够缓解和消除痰迷心窍引起的种种症状。

除此之外，茯苓还可以养心安神，可以有效治疗和缓解证属心脾两虚之心神不安、心悸及失眠等病症。

养心妙方

🍲 荷叶茯苓粥

【原料】荷叶1张（鲜品、干品均可），茯苓50克，粳米或小米100克，白糖适量。

【做法】①先将荷叶煎汤去渣；②将茯苓、洗净的粳米或小米加入药汤中，同煮为粥，出锅前加白糖调味即可。

【功效】清热解暑，宁心安神。对心血管疾病、神经衰弱等有辅助治疗作用。

第一章
第二章
第三章
第四章
第五章

🪭 麦冬——清心除烦

麦冬因为民间常栽其于门前阶边，所以又被称为麦门冬。麦冬的叶子类似韭菜和麦苗，生命力极其顽强，经冬不败，因而得名。

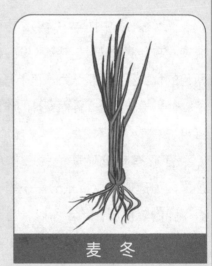

麦冬

中药所说的麦冬指的是麦冬的块根，因其滋而不腻、清热而不伤正，被《神农本草经》列为上品。麦冬不仅可以清心除烦，而且能够滋补肺胃的津液，能养心阴、清心热而除烦安神。

此外，麦冬还可以显著改善心肌收缩力，同时可以提升心脏泵血功能，对心肌有良好的保护功能，而且能够帮助修复受损的心肌细胞。除此之外，麦冬还可以显著提高人体的抗缺氧能力，同时有一定的抗菌作用。

不过，麦冬虽然可以补心，但是并不适用于所有人，气虚体寒者不宜服用麦冬。

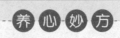

养心妙方

 麦冬粥

【原料】麦冬30克，粳米100克，冰糖适量。

【做法】①将麦冬切碎入锅，加入清水适量，先浸渍2小时，煎煮40分钟后滤取药汁；②将粳米洗净，放入锅内，加清水适量，武火煮沸后转用文火煎熬15分钟，加入麦冬煎汁和少量冰糖，搅拌均匀，继续煎煮20分钟左右，以米熟为度。早晚餐食用。

【功效】滋阴润肺，清心养胃。适用于热伤心营之烦躁不眠等。

莲子——强心降血压

无论是在中医学中，还是在传统饮食中，莲子都是一味常见的药食两用的食物。中医学认为，莲子有益心气、补肾气、交通心肾而安神的作用，可用于治疗心肾不交之心悸、虚烦。

莲心有十分显著的强心作用，这是因为莲心的主要成分——莲心碱有很强的降血压作用。所以，患有高血压的老年人可以在日常饮食中用莲子心泡水代茶饮。

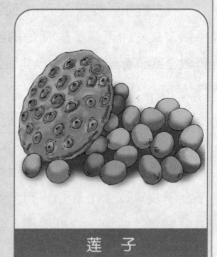

莲 子

莲子有两种，一种是未去掉内层果皮的红莲子，一种是去掉内层果皮的白莲子，这两种莲子无论是烹饪方法还是口感味道都相差无几，消费者在选购的时候，还是尽量选择没有去掉内层果皮的红莲子为佳，尽管这种莲子外形不如白莲子漂亮，但是营养比白莲子要全面得多。

每到夏天，人们都会买一些新鲜莲子来吃，但是正如《本草纲目拾遗》中说的那样，莲子"生则胀人腹"。新鲜莲子虽然别有一番风味，但是不能多吃，否则就会伤及脾胃，引起腹胀、腹泻。

莲子适合大多数人食用，尤其适合体质虚弱、失眠健忘、食欲不振的中老年人食用，但是莲子性涩，易阻滞心气，所以腹部胀满、大便干燥、外感风寒者不宜食用。

养心妙方

 莲子红枣桂圆羹

【原料】莲子30克，红枣、桂圆肉各20克，冰糖适量。

【做法】莲子去心，红枣去核，三物一同放入砂锅内，加清水文火炖至莲子酥烂，下冰糖调味即可。

【功效】健脾补血，养心安神。用于心脾两虚之神疲乏力、心悸怔忡、头晕失眠等病症，还可作为妇女日常保健食品。

第一章

第二章

第三章

第四章

第五章

百合——润肺补心

这里所说的百合，指的是百合科植物的球状鳞茎。自古以来，百合不但可以作为蔬菜食用，而且是一味治病的良药。新的医学研究结果显示，百合当中所含的百合苷等物质对人体的益处与人参当中所含的人参皂苷对人体的益处极为类似，所以百合又有"中条参"

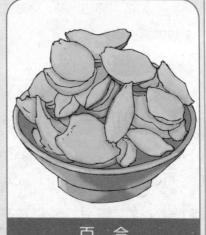

百 合

之称。据记载，百合可以"去邪气腹胀心痛，利大小便，补中益气"。百合性微寒，味甘，对于心肺都有很好的滋补作用。同时，百合还具有养阴润肺、祛痰止咳、清心安神等功效，能够有效预防心肺阴虚内热扰动心神所致的神志恍惚等病症。

第三章

强心健心，会吃才是硬道理

对于慢性肺心病，以及阴虚内热的患者来说，百合有着润肺补心、滋养心脏的功效，尤其是一些久咳不愈，而且一咳嗽就感觉心脏不适的患者，不妨用鲜百合与大米熬粥食用，其效果比《红楼梦》中的"燕窝粥"的效果都要好，尤其是在夏天，还可以在百合粥当中加入一些红豆或者绿豆，这样不仅可以防止心火过盛引起的失眠，而且能够宁心安神，滋补五脏。

值得注意的是，百合性微寒，风寒感冒引起的咳嗽患者不宜食用。

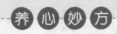

养·心·妙·方

🍲 木瓜莲子百合汤

【原料】木瓜1个，莲子100克，干百合20克，麦冬15克，冰糖适量。

【做法】①将木瓜、莲子、干百合、麦冬洗净，百合、莲子、麦冬洗后稍浸泡；②木瓜去皮、子，切块待用；③将百合、莲子放入锅中，加清水1500毫升，以武火煮开后转文火煮20分钟；④放入木瓜及适量冰糖继续煮15分钟即可食用。

【功效】清心安神，除烦生津。适用于心肺有热之虚烦不安、失眠多梦等。

🪭 淡竹叶——清除心火

淡竹叶，俗称山鸡米，是禾本科多年生草本植物淡竹叶的干燥茎叶。淡竹叶味甘、淡，性寒，不仅能够清泻心火，而且能够利尿通淋，可以有效缓解心火过盛导致的心烦口渴、神疲无力、口舌生疮等。在炎炎夏日中用淡竹叶泡水可以有效缓解因为心火炽盛导致的诸多不适，同

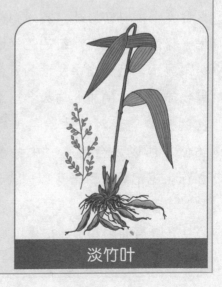

淡竹叶

时淡竹叶还能显著降低血压、血脂。

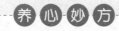

养心妙方

 淡竹叶小米粥

【原料】小米100克，淡竹叶30克，白糖适量。

【做法】将淡竹叶洗净，小米淘洗干净。淡竹叶以水煮沸取汁，加水和小米，再续煮至粥成，以白糖调味。

【功效】清心火，除烦热，利小便。

酸枣仁——养心安神助眠

酸枣仁为鼠李科植物酸枣的干燥成熟种子，主要产于河北、辽宁、山东等地。秋末冬初采收成熟果实，除去果肉及核壳，收集种子，晒干。生用或炒用，用时捣碎。

本品味甘、酸，性平，入心、肝、胆经，具有养心益肝、安神、敛汗的功效，为养心安神的要药，主治心肝阴血亏虚、心失所养之心悸、怔忡、健忘、失眠、多梦、眩

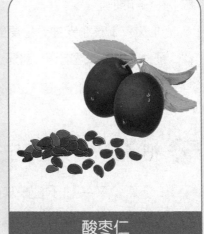

酸枣仁

晕等。《名医别录》记载："主烦心不得眠……虚汗，烦渴，补中，益肝气，坚筋骨，助阴气。"若治肝虚有热之虚烦不眠，本品常与知母、茯苓、川芎等同用，如酸枣仁汤（《金匮要略》）；若治心脾气虚之惊悸不安、体倦失眠者，可以本品与黄芪、当归、党参等补养气血药配伍应用，如归脾汤（《校注妇人良方》）；若治心肾不交、阴亏血少之心悸失眠、健忘梦遗者，又当与麦冬、生地黄、

远志等合用，如天王补心丹（《摄生秘剖》）。此外，本品因味酸而有敛汗之功效，常用治体虚自汗、盗汗，可与五味子、山茱萸、黄芪等益气固表止汗药同用。

现代医学研究表明，酸枣仁中的皂苷、黄酮苷、水液及醇提取物分别具有镇静催眠及抗心律失常的作用，其水液及醇提取液还有抗惊厥、镇痛、降体温、降压的作用。

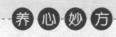

养·心·妙·方

🍲 酸枣仁粥

【原料】酸枣仁10克，大米100克，白糖适量。

【做法】①将酸枣仁洗净，放入锅中，加清水适量，浸泡5~10分钟；②水煎取汁，加大米煮粥，待粥熟时加白糖调味，再煮一二沸即成。每日1剂。

【功效】养心安神，生津敛汗。适用于心肝血虚所致的失眠、惊悸、怔忡，以及体虚自汗、盗汗、津伤口渴等。

🪭 柏子仁——益智宁神

柏子仁，又名柏子、柏实、柏仁，是柏科植物侧柏的干燥成熟种仁。柏子仁从汉朝开始，就已经被作为中药应用了，《神农本草经》记载，柏子仁具有"主惊悸，安五脏，益气，除风湿痹，久服令人润泽，美色，耳目聪明"的功效。李时珍所著的《本草纲目》中也有关于柏子仁"养心气，润肾燥，安魂定

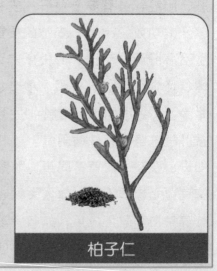

柏子仁

魄，益智宁神"的记载。

晋代葛洪所著《抱朴子》中也记载了一则关于柏子仁的神话故事："汉成帝时，猎者于终南山见一人，无衣服，身皆生黑毛，跳坑越涧如飞，乃密伺其所在，合围取得，乃是一妇人。问之言，我是秦之宫人，关东贼至，秦王出降，惊走入山，饥无所食，泊欲饿死。有一老公，教我吃松柏叶实，初时苦涩，后稍便吃，遂不复饥，冬不寒，夏不热。此女是秦人，至成帝时，三百余载也。"

虽然传说不可全信，但是我们却能从这个传说中看出柏子仁对人体的益处。正如《本草纲目》中记载，柏子仁能够"养心气，润肾燥，安魂定魄，益智宁神"。最重要的是，柏子仁性平，气味清香，善走窜，能够通透心肾，所以对于阴血亏虚、心肾不交的心悸有着很好的疗效。除此之外，柏子仁含有丰富的油分，能够有效缓解阴虚血亏引起的便秘，同时还可以避免寒凉泻下药物对心脏的危害。

柏子仁含油较多，长期腹泻以及痰多者不宜食用。

 柏子仁粥

【原料】柏子仁10～15克，粳米50～100克，蜂蜜适量。

【做法】先将柏子仁去尽皮、壳、杂质，捣烂，同粳米煮粥，待粥将熟时，加蜂蜜稍煮一二沸即可。每日服2次，2～3日为1个疗程。

【功效】润肠通便，养心安神。适用于心悸、失眠、健忘、产后或老年之肠燥便秘等。

第三章

强心健心，会吃才是硬道理

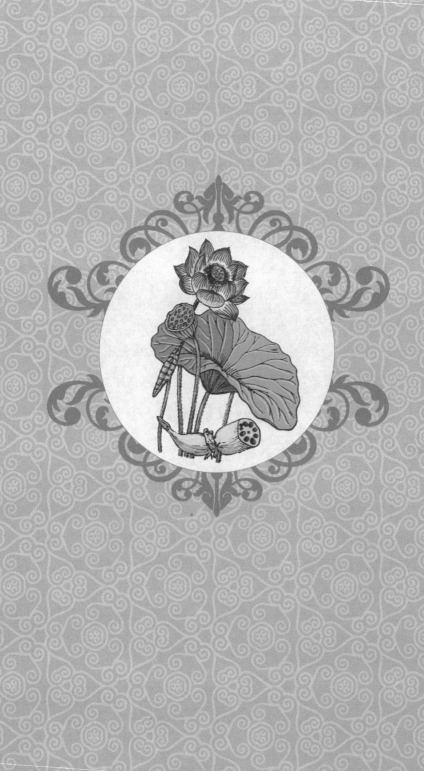

第四章

运动强身——不吃药就能养心的秘诀

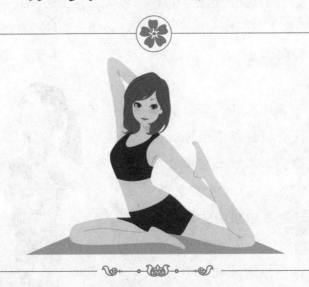

  运动有益于人体健康，这是人们的共识。想要保持心脏的健康，就要了解养心运动应注意的问题，以及选择科学合理的运动方式。只有这样，运动才能真正起到有益于心脏的作用。

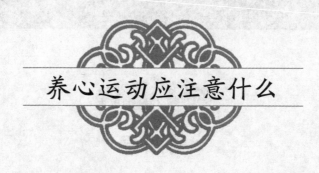

养心运动应注意什么

运动对养心的好处

俗话说："生命在于运动。"适当的运动是心脏健康的必需条件，而适度、有规律的运动，能够有效降低静止时和锻炼时的心率，从而大大提高心脏功能，保证心脏血脉畅通，加快心脏的新陈代谢，降低心脏疾病的发生率。运动对心脏的益处，主要体现在以下几个方面：

●常常参加运动，可以促使心肌纤维增粗，而心肌纤维增粗可以直接增强心脏的收缩力，增加心脏每次搏动的射血量，有效促进人体的健康。

●运动过程中肌肉会对血管产生适度的挤压，从而增加血管壁的弹性，可预防或缓解退行性高血压。

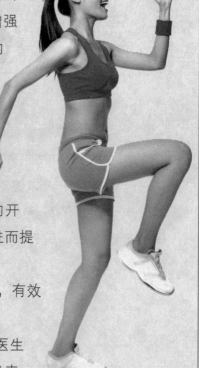

●运动可以促进大量毛细血管的开放，从而加快血液与组织液的交换，进而提高新陈代谢的水平，增强心脏的活力。

●运动还可以显著降低血脂水平，有效地防治冠心病和动脉粥样硬化等疾病。

对于心脏病患者来说，运动应在医生的指导下，谨慎选择运动项目。一般来说，心脏病患者在运动中应分三个阶段进行。

第一阶段：热身运动期

一般来说，热身时间为15~20分钟，以缓慢动作为主，主要目的是让身体温暖后，再做轻微的伸展运动（热身阶段不要做跳跃运动）。

第二阶段：有氧运动期

有氧运动时间以25~30分钟为宜，运动节奏逐渐加快，尽量进行持续缓慢的运动，从而使肌肉消耗更多的氧，这有利于增强心脏活动。由于在这个阶段会出现心跳加快、呼吸加深等症状，因此心脏病患者一旦感觉不适，应该立刻停止运动，必要的时候要去医疗机构接受治疗。

第三阶段：放松期

心脏病患者在即将结束运动前，不能突然停止运动，而是应该长时间地使自己的四肢保持轻微的活动状态，一般可以采用原地踏步或是漫步的方式，等心跳呼吸均恢复正常之后再逐渐停止运动，这样，可以让心脏逐渐平静下来，从而减轻对心脏的刺激，从根本上达到养心的目的。

❤温馨提醒

运动之前先体检

虽说生命在于运动，但是如果选择了一种不适合自己的运动，不但对身体无益，反而有害，甚至会危及生命。

目前环境污染越来越严重，工作压力越来越大，中老年人甚至年轻人存在隐性心脏疾病的问题也越来越突出。如果在心脏存在隐性疾病的前提下，还执意进行一些危害心脏的剧烈运动，那不仅不能促进身体健康，而且会导致心脏受损。这也是为什么很多运动员看似身体强健，却在进行剧烈运动的时候发生猝死。

所以，我们在进行运动锻炼之前，要先进行体检，并且根据体检结果和医生的建议选择适合自己的运动项目，制订相应的运动计划。

第四章 运动强身——不吃药就能养心的秘诀

体育运动要循序渐进

　　运动是心脏病患者控制病情比较有效的方法之一，但是由于工作等各方面原因，很多心脏病患者往往会选择在双休日进行集中式的健身以弥补平时的锻炼不足。心脏病患者进行运动时要循序渐进，并且要长期坚持，偶尔集中运动就像是暴饮暴食一样会对身体造成伤害。尤其是对于那些不能长期坚持运动的心脏病患者来说，偶尔剧烈运动一次，反而会加重器官的磨损、组织功能的丧失而致寿命缩短。

　　在现实生活中，周末集中健身的心脏病患者大多一星期有5天在办公室里坐着工作，基本没有运动，身体实际上已经适应了这种"懒惰"的状态。一旦周末突然长时间集中锻炼，反而打破了周一到周五已经形成的生理和机体平衡，造成的恶劣危害其实比不运动更大。按照现代医学的说法，心脏病患者健身的好处其实是锻炼痕迹不断积累的结果。所谓锻炼痕迹，就是运动后留在健身者机体的良性刺激以及身体对这种良性刺激产生的"记忆"，但是这种记忆要被持续性、经常性地加强才会有益于人体健康。如果健身时间间隔过长，势必导致锻炼痕迹消失，那就相当于每一次锻炼都从头开始，身体自然不能适应。

　　心脏病患者因其自身体质具有特殊性，所以在锻炼的时候，不但应当循序渐进，更应该选择适宜的项目，利用茶余饭后的时间就地、就近进行适度锻炼，并且长期坚持，只有这样才能真正获得提高体能、增进健康的效果。

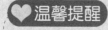 温馨提醒

中老年人运动要有节

　　中老年人由于隐性疾病较多，身体素质在逐渐下降，因此在运动的时候，不仅要循序渐进，而且要有节制。在运动当中，更要适当延长热身运动的时间，并宜携带相应的急救药物。

❋ 定时有氧运动

有氧运动是有氧代谢运动的简称，顾名思义，就是在有氧代谢状态下进行的运动。有氧运动的显著特点是，在运动过程中，人体吸入的氧气量与需求量大致相等，达到生理上的氧气平衡状态。

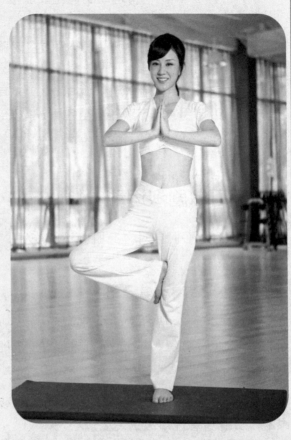

与有氧运动对立的是无氧运动，也就是短时间内的急速剧烈运动，如百米冲刺等。无氧运动过程中，人体往往会产生大量丙酮酸、乳酸等中间代谢产物，这些酸性产物堆积在细胞和血液中，会让人感到全身疲乏无力、肌肉酸痛，还会出现呼吸、心跳加快和心律失常，很有可能诱发心脏病，严重的时候还会危及生命。

不过，心脏病患者在选择有氧运动的时候，一定不能急于求成，而应当循序渐进，要长期坚持，保证每次有氧运动时间不应少于20分钟，逐渐延长运动时间，同时每周要进行3～5次有氧运动。如果运动次数太少或者间隔时间太长，就很难达到锻炼的目的。中老年心脏病患者或者同时患有其他疾病的心脏病患者，要掌握好运动的强度，并且最好在家人陪同下，携带相应的急救药物进行运动。

第四章

运动强身——不吃药就能养心的秘诀

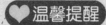**温馨提醒**

运动前情绪要放松

近几年，运动员猝死的新闻屡见报端。仔细分析和观察这些新闻，不难发现，猝死的运动员在不幸发生之前，往往处在极度激动或者紧张、愤怒的情绪当中。

运动前要避免情绪激动和精神紧张，尤其要避免悲伤等过大的情绪波动，否则会诱发房颤，甚至会导致猝死。

 # 不可做剧烈运动

剧烈运动不但会对全身肌肉造成伤害，而且会危害心脏健康，严重者甚至可能导致猝死。

心脏病患者，尤其是肥厚性心肌病、冠状动脉畸形、心肌炎、冠心病、先天性心脏病患者在剧烈运动中出现猝死的概率非常大。所以，心脏病患者不能进行剧烈运动，即使是在普通运动当中，一旦出现心慌、恶心、胸痛、头晕、胸闷、气促、浑身无力等症状时，也应当立刻停止运动，进行休息，切勿"坚持到底"，这样可以减少或避免恶性事故的发生。

除此之外，心脏病患者在进行任何一项运动的时候，都应该视自身情况量力而为，更合理地进行运动健身。每次运动前后花20～30分钟热身和放松，尤其要避免做自己从未进行过的剧烈运动。

在日常生活中，患有以下几类疾病的人群，不但要谨慎选择运动项目，而且应该在家人或朋友的陪同下进行运动。这几类疾病：

● 先天性心脏病和风湿性心脏病；

● 高血压、动脉硬化以及其他心脑血管疾病；

● 心肌炎（在感冒后或者流感高发期要谨慎运动，因为感冒后很容易引起心肌炎）。

不做电视"土豆"，远离心脏病

日常生活中，我们经常会看到很多中老年人每天长时间地坐在电视机前一动不动，甚至成为长期窝在沙发的电视"土豆"。殊不知，这种行为看似简单安宁，但是存在着极大的隐患。

长期保持坐位，身体得不到任何运动，能量消耗日益下降，导致血压和血液黏稠度升高，这对心脏来说是极大的损伤。最重要的是，长时间面对电视，心脏往往处于单一接收信息的状态中，心脏适应外界变化的能力也会下降，甚至会增加罹患心肌梗死的风险。因此，老年人应该主动减少每天看电视的时间，尽量将自己的生活安排得丰富多彩，从而有效避免心脏病的发生。

即使是在看电视的时候，也可以做一些简单的健心运动，例如，坐着看一段时间电视之后，可以站起来活动腰椎和尾椎，以缓解长时间不运动造成的血流不畅，同时可以疏通经络，激发心气，促进全身气血的流通，从而有效预防心脑血管疾病。

心脏病患者应远离刺激性活动

随着社会的发展和进步，人们的活动方式也多种多样，刺激性活动以其形式多样，可以短时间内释放心理压力而受到很多年轻人，甚至中老年人的欢迎。常见的刺激性活动包括过山车、蹦极、跳伞等。

虽然这些刺激性活动极为时尚，但是，这些活动对人的心脑血管系统无疑是个巨大的挑战，对心血管系统本来就比较脆弱的心脏病患者来说，刺激性活动更是有害无益。

刺激性活动之所以会伤害心脏，首先是因为进行刺激性活动的时候，精神过于紧张，导致全身血管收缩，但是，在短时间内，心脏根本无法适应这种收缩，因此导致心脏病发作。除此之外，刺激性活动中巨大的高度落差，也会让全身的血液和脏器在重力的作用下对心脏造成极大的冲击，损伤心脏。

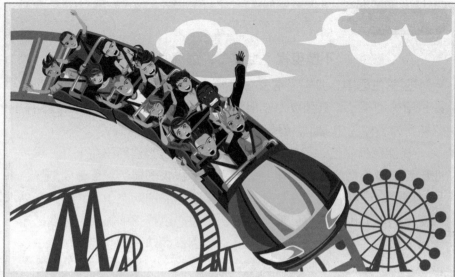

即使是健康的年轻人，在进行刺激性活动之前，也要进行严格的身体检查，否则也会导致悲剧的发生。

无论是年轻人还是中老年人，在日常生活当中，都应当选择平稳缓和的方式进行活动，尽量避开那些看似时尚实则危害巨大的刺激性活动。

♥温馨提醒 -------

预防心脏病要从青少年做起

虽然心脏病的高发人群是中老年人，但是青少年时期的不良生活习惯，如吸烟、喝酒、熬夜、爱吃零食和生冷食品等，都会为心脏病的发生埋下隐患。

为了预防心脏病，青少年应该培养良好的生活习惯，同时积极培养健康向上的爱好，多参加阳光下的户外活动和体力劳动。另外，不要吸烟喝酒，以免对心脏造成不可挽回的伤害。

除此之外，青少年还应该尽量少参加刺激性活动，同时也要少看恐怖电影，以免紧张、恐惧的情绪诱发急性心脏疾病。

 ## 运动要选对时间

对于心脏病患者来说，适当的运动不但可以激发身体潜能，而且能有效促进人体血液循环。殊不知，运动时间如果选择错误，不但不能养心，反而会危害人体健康。

　　大多数人总是认为锻炼身体以早晨为佳，其次是黄昏，因为在人们传统的观念中，这两个时段的空气较为新鲜。但是，适宜锻炼的时间并不是人们认为的那样。

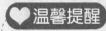

清晨不宜过度锻炼

　　根据临床调查，清晨心脏病的发作率是一天中其余时间的2~3倍，虽然目前医学上对于这种现象没有明确的解释，但是为了自身安全，心脏病患者在清晨时还是应该避免过度的锻炼。

　　一般来说，城市每日空气污染高峰期有两个，分别为日出和日落前后，尤其是在秋冬季节，城市上空空气温度高，低空以及地表气温低，导致城市中的大气对流近乎停止，以致低空的有害污染物不能向大气上层扩散，在工厂扎堆的城市周边或者以柴火烧火做饭的农村里，这种现象更为严重。

　　临床医学数据显示，一个健康的成年人每分钟呼吸15~20次，一天吸入空气约10立方米。而在锻炼时，人体吸入的空气的量往往是静息状态下的2~3倍。因此，对心脏病患者来说，锻炼的环境与时间的选择尤为重要。

　　那么，到底哪个时间段的空气较为洁净、健康呢？研究证明，每天上午9~11时与下午15~17时是一天当中空气较为洁净的时期。在这段时间进行锻炼，不仅可以在紧张的工作之余得到很好的放松，而且能够呼吸到高质量的新鲜空气。

　　不过，由于地域、气候、季节的不同，适宜锻炼的时间段也要根据实际情况进行调整，例如，华北在秋冬季节有时会出现重度雾霾。对心脏病患者而言，重度雾霾天气中的任何一个时间段都不能外出锻炼，如果想锻炼，最好在室内进行。

第四章

运动强身——不吃药就能养心的秘诀

❤ 温馨提醒

雾霾天气，养心先安心

雾霾天气，由于空气质量较差不能外出活动，加之整日不见阳光，往往会导致心情抑郁，或者情绪暴躁。所以，在雾霾天气，要想养心，就要保持情绪安宁平静，使心气得以保存。

据统计，雾霾天气往往会导致部分抑郁症患者病情反复或者发作。俗话说："心死则人完。"无论是从精神层面，还是从生理层面上看，养身与养性都必须"两手抓，两手都要硬"。试想，一个人如果整天愁眉不展，心情抑郁，肯定会吃不下睡不着，心慌气短，心惊胆战，甚至会出现心力衰竭的现象。所以，面对雾霾，要想养心，就要先学会安心。

选择运动环境有讲究

提起运动，也许不少人脑海当中会浮现出"冬练三九，夏练三伏"的情景，事实上，不是所有的环境都适合人们尤其是心脏病患者进行锻炼的，运动环境选择不当，不但不能达到锻炼的目的，反而会给身体带来一系列的危害，严重的还会危及生命。

1. 不能在重污染环境中运动

重污染环境中的二氧化碳和其他污染物颗粒被吸入体内之后，往往会导致胸腔发闷、咳嗽、头痛、心悸等症状，严重的还会引发心脏疾病。

2. 不要在烈日下运动

阳光中的紫外线不但会给皮肤造成一系列的伤害，还会让身体的毛细血管充血，进而导致头痛、头晕、体温升高、心悸、胸闷、气短等症状。除此之外，阳光中的红外线还会让心脏及其相关系统的温度上升，导致人体机能失调。

3. 不能在低温环境中锻炼

在温度较低的环境下，身体的惰性增大，心脏、血管的伸展性和弹性降低，工作能力下降，因此，在低温环境中锻炼，往往容易引起运动损伤。为了避免低温环境给运动带来的不利影响，首先，在运动前一定要做好准备活动并延长热身活动的时间，保证体温持续缓慢地升高；其次，在运动过程中不要张大嘴巴呼吸，避免冷空气直接刺激呼吸道引起感染、导致心脏不适等；最后，运动时不要穿太厚的衣服，以免在运动中出汗较多，导致感冒引发心脏疾病。

总的来说，合适的运动环境应该是温度较为舒适，空气新鲜即可，不过，温度越高，空气湿度应该越低，否则过高的空气湿度不但会引发呼吸不畅，而且会导致湿气侵袭心脏，使心脏的正常功能受到不良影响。

♥温馨提醒

心脏病患者锻炼的穿戴有讲究

心脏病一旦发作，往往会对心脑系统造成不可逆的伤害，所以心脏病患者在日常生活中尤其是在锻炼的时候，要处处留心细节，认真保护自己，只有这样才能避免心脏病在运动时发作。

心脏病患者在运动的时候，腰带不宜过紧，以免腰部以下血液流速变慢，导致血压升高，心脏负荷加重。所以，心脏病患者尤其是下半身较为肥胖的心脏病患者在运动的时候，应该选择较为宽松的裤子，其中以背带裤为佳。

心脏病患者不适合穿弹力袜，以免阻碍小腿和脚部的血液循环，尤其是在冬天，更应该穿保暖效果较好、吸汗透气的纯棉袜子。

心脏病患者可能会出现下肢水肿的情况，因此，在运动的时候，应该选择稍微宽松、轻便保暖而且防滑的鞋子，绝对不能穿那些窄而瘦的鞋子，以免阻碍血液流通，增加心脏病发作的风险。

第一章
第二章
第三章
第四章
第五章

第四章

运动强身——不吃药就能养心的秘诀

— 117 —

适宜养心的运动

太极拳，简单易行的养心运动

有医学研究显示，经常打太极拳有助于增强人体心脏功能，尤其可以增强动脉血管的弹性。众所周知，动脉血管会因年龄的增长而逐渐老化，逐渐失去弹性，普通的体育锻炼包括力量训练往往只能改善人体肌肉的功能，对动脉的弹性的改善收效甚微，而太极拳却可以在增强动脉弹性的情况下增强肌肉力量。因此，打太极拳十分适合中老年人养心。

打太极拳时，精神集中，情绪稳定，可以在很大程度上放松大脑，让心胸开阔，所以太极拳可以在生理上和心理上改善心脏功能。同时，由于太极拳不需要专业的环境或者场地，可以随时随地选择合适的环境进行练习，因此太极拳是一项简单易行的养心运动。

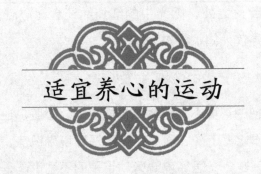

不过，太极拳虽然动作和缓安全，但是对于一些长期不运动的中老年人来说，仍然存在一定的难度，所以，中老年人在练习太极拳的初期，应当采取循序渐进的方式进行练习，一定要做好准备运动，这

样才能有效避免肌肉拉伤等运动伤害的发生。

小小保健球，手腕太极操

俗话说："心灵手巧。"人体的双手有多个反射区和穴位，人体的健康状况和气血变化往往也会反映在手部。由于手掌是心经、心包经的循环部位之一，所以，如果常常活动双手，疏通手部经络，刺激手部穴位，也能够起到很好的保健和治疗作用。

仔细观察身边的百岁长寿老人，我们不难发现，这些老人都有个共同特点：老爷爷们大多喜欢手里转保健球或者搓核桃，老奶奶们大多喜欢做点力所能及的针线活。由此可见，每天活动双手，可以促进心经、心包经的气血运行，有效促进心脏的保健。

保健球不但对老年人有益，对年轻人也大有裨益，尤其适合那些因为长期工作和生活压力过大而导致肠胃功能失调、自主神经紊乱、经常心慌心悸的年轻人。

🪭 散步，改善心脏的血液循环

俗话说："百练不如一走。"这里的"走"指的就是散步，散步不仅可以锻炼腿部功能，而且散步的时候，能够放松身心，舒缓紧张的神经，从而缓解和改善心脏的血液循环。不过，要选择适合自己的散步方式，才能起到好的锻炼效果。常见且较为

第四章
运动强身——不吃药就能养心的秘诀

安全的散步方式有以下两种：

●普通散步。每分钟走60～90步，每次20～40分钟。这种散步方式适合于冠心病、高血压、中风后遗症等老年患者。

●倒行散步。步行时两手扶住后腰，背部挺直，缓步倒退走50步后再向前行100步，反复5～10次。这种散步方式可以有效增强心脏的收缩功能，尤其可以防止动脉硬化的发展，但是因为倒行散步具有一定的危险性，所以在倒行散步过程中要注意安全。

中老年人在散步时，容易一时兴起，走路距离过长，但是这样不但容易造成身体疲惫，而且会因为疲劳导致心理上对散步产生抵触情绪，所以中老年人在散步过程中，距离不宜过长。另外，中老年人选择散步的路线和场地要注意，尽量不要选择泥泞或者过于光滑的道路，以免跌倒。

此外，散步的时候，尽量选择环境优美的路线，尤其要避开重污染区，以免锻炼不成，反给心里"添堵"。

慢跑，增强心脏功能

临床医学研究显示，慢跑可以增强心脏功能，使心脏更加强健，同时，在慢跑过程中，由于氧气需求量增加，可以有效促进身体内的陈旧气体的排出。

除此之外，慢跑还可以消耗身体当中多余的热量，并且能够调整、刺激神经中枢，有效改善人体的睡眠状况。

另外，慢跑也是一种

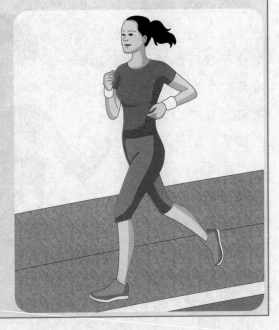

安全自然的治疗便秘的方法，所以大多数慢跑者的肠胃功能正常，很少患有便秘，自然，心脏也不会被便秘所累积的毒素所伤害。除此之外，慢跑还可以降低血糖，从而降低患心脏病的风险。同时，慢跑还可以调整人的情绪，让人心平气和，这对保养心脏有着极大的好处。

♥ 温馨提醒

预防心脏病从少年做起

近年来，心律失常、高血压、高脂血症等心血管系统疾病在青少年群体中的发病率逐年上升，导致这些疾病的主要原因是青少年课业繁重，心理压力大，缺乏锻炼，以及长期高热量、高脂肪的饮食习惯。

青少年想要预防心脏疾病，首先，要把好"入口关"，也就是少吃低营养、高热量的垃圾快餐食品，同时要控制盐分和热量的摄入，并且要多吃新鲜蔬菜和水果。其次，要尽量多开展阳光下的户外活动，增强体质。最后，不要吸烟，更不要酗酒或者摄入过多甜味饮料。

🪭 八段锦动作之摇头摆尾，去除心火

摇头摆尾是传统健身术——八段锦的招式之一。摇头摆尾通过脊柱的大幅度扭动、回旋，使得身体各个部位都参与了运动，不但增加了身体各个关节的灵活性，而且可以有效放松身体，有助于缓解心火上炎引起的烦躁不安。在一摇一摆、一呼一吸中达到阴平阳秘、调理心肾的作用，从而有效起到疏经泄热、去除心火的作用。

需要注意的是，在进行这套动作时，要配合均匀的呼吸，同时呼吸时还可以适当延长呼气的时间，有助于缓解因心火过旺而引起的心烦、心悸、口舌生疮等。

具体动作以及步骤如下：

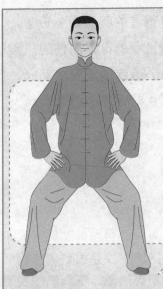

动作 ①

　　两足分开，比肩宽，屈膝半蹲成马步，同时两臂向两侧下落，两掌张开，虎口向内，扶于大腿前部，肘微屈，目视正前方。

动作 ②

　　身体重心稍向上提，右弓箭步，重心缓缓右移，上体右倾，左腿伸直，目视右脚。

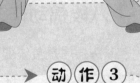

动作 ③

　　头部和上体前俯，做圆环形转摇。身体重心缓缓左移，同时上体由右向前、向左旋转，目视右脚。

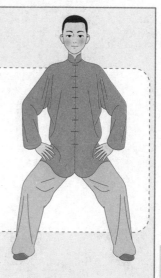

动作 4

　　将重心移至两脚中央，并蹲成马步，同时身体坐正，上体尽量保持直立，头向后摇，然后把头摆正，下颌微收，目视前方。

动作 5

　　身体重心微微向上提，左弓箭步，重心缓缓向左移，上体左倾，右腿伸直，目视左脚。

动作 6

　　头部和上体前俯，做圆环形摇摆。身体重心缓缓右移，同时上体由左向前、向右旋转，目视左脚。

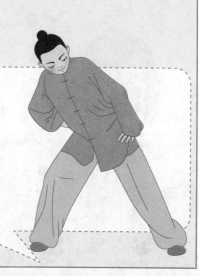

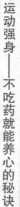

第四章

运动强身——不吃药就能养心的秘诀

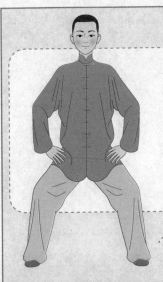

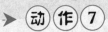

将重心移至两脚中央，并蹲成马步，同时身体坐正，上体直立，头向后摇，然后摆正，下颌微收，目视正前方。动作2到动作7共做3遍。

动作 8

身体重心向左移，右脚收回，双脚成开立步，距离约与肩同宽，重心移至两脚中央，同时两掌经身体两侧向上举，指尖向上，掌心相对，目视正前方。

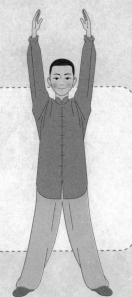

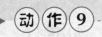

松腰沉髋，重心缓缓向下移，两膝微屈，两掌经体前下按至腹前，指尖相对，掌心向下，目视正前方。

做摇头摆尾动作时应配合呼吸法，当头、身向左后方或右后方摇时吸气，从后向前摇时呼气。摇转时，腰部力量要引导上体进行移动，且颈部和尾闾尽量对拉伸长。对于年老体弱及关节有疾患的人来说，可根据个人情况调整练习难度。

🪭 骑自行车，有效强化心血管功能

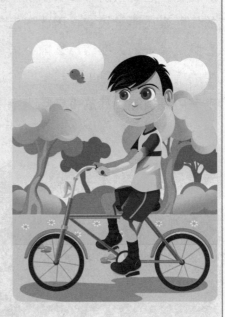

骑行对于保养心脏，以及预防心血管疾病的发生有着重要的意义。骑行主要的好处是可以有效锻炼腿部的力量，从而将更多的血液从下半身送往心脏，这样不但可以给心脏更多的营养，而且能够有效强化心血管，促进血液循环，从而有效避免血管硬化和心脏衰老。

不过，与其他运动项目一样，骑自行车也要注意一些细节，才能真正利于心脏的健康。

- 骑自行车所选的道路要平整、安全。
- 尽量选择空气清新的地方骑行。
- 骑行的时候要多人结伴而行，不要独自骑行。
- 骑行的时候要量力而行，不要与人竞赛。

中老年人尤其是心脏病患者在骑行的时候，尤其要注意，一旦感觉身体不适，就应该立刻休息，有必要时，应该及时去医院就诊。

第一章
第二章
第三章
第四章
第五章

第四章

运动强身——不吃药就能养心的秘诀

游泳，强健心肺

游泳不仅能够对身体起到很好的锻炼作用，而且能够强健心肺，加速全身的血液循环。对健康人来说，游泳是一项很好的养心运动。

游泳之所以能够养心，主要是因为游泳是对机体的协调能力和体能的综合性锻炼，这种锻炼不但可以增强身体各部分肌肉的功能，而且可以对人体血管产生适度而安全的挤压，从而有效预防动脉硬化，起到预防心血管系统疾病的作用。但是，由于游泳对人体的体能素质要求较高，因此中老年人尤其是心血管疾病患者以及有心脏病病史的人在游泳之前必须经过严格的身体检查，并且要在医生的指导下，制订出严格安全的运动处方后才能游泳。除此之外，患有中耳炎等疾病的中老年人都不宜游泳，否则会加重病情，甚至会发生意外。

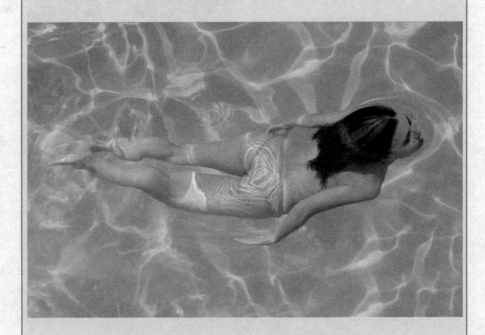

即使是健康人，在游泳的时候，也要注意以下几个方面：

●在下水之前，要做好充分的准备活动，不能猛然跳入水中，否则很有可能因为心脏无法承受环境的突然改变，导致出现危险。应该先用水拍打胸前背后，再缓慢入水。同时入水后不能马上剧烈游泳，应先在水中站立或行走，适应水中环境后再游泳。

●水温低于18℃的时候，患有心血管系统疾病的人或者中老年人不要入水游泳，因为这些人群的心血管功能较差，水温太低会加重心脏的负担，甚至危及生命。即使水温合适，老年人也不要在水中逗留过久，体温散热大于产热，时间一长必然会耗损心阳，危害人体健康。有条件者下水前最好进行淋浴，可以保持泳池池水的清洁，更重要的是使身体可以提前适应水中的环境。如果身上有汗，不要立即下水，应该擦干汗水后再下水游泳。

●下水后，即使游泳技术不够熟练，也不要在水中站着或者漂着不动，而是应在水中慢走、慢游10～15分钟之后上岸休息，上岸休息时，一定要先将水擦干，有风时要披上毛巾或浴巾，不要在风口处停留，防止感冒。

在夏天，水中温度相对于外界环境而言较为舒适，大多数人在游泳的过程中，虽然还感觉不到累，其实已经过度劳累了。所以，即使是健康人，在水中游泳的时间也不能过长，否则就会发生危险，甚至会导致脱水。

💗温馨提醒

患有心血管疾病者泡温泉讲究多

泡温泉，不但可以舒缓神经，而且可以有效润肤健体，所以很多老年人往往会在寒冬季节与三五好友一起去泡温泉，不少人甚至一泡就是大半天。殊不知，泡温泉对患有心血管系统疾病的人来说隐藏着巨大的隐患。因此，心血管系统疾病患者为了安全，在泡温泉的时候应该注意以下几点：

●泡温泉时间要短。初次入水，尽量不要超过10分钟，等到完全适应环境之后再慢慢延长浸泡时间，避免心脏供血不足导致胸闷、胸痛。

●温泉环境不能封闭。如果温泉环境封闭，空气流通不好，那

就只能忍痛割爱，放弃泡温泉，否则很有可能因为缺氧导致心脏病的发作。

●水温不能过高。泡温泉时水温应该保持在38～40℃，水温太高或者太低都会对心脏造成刺激导致发病。

●水位不能过胸。泡温泉的时候，水位不能超过胸口，而且即使这样，在下水之前，也要先用少量温泉水淋在胸口，增强心脏的适应力。

●科学补水。泡温泉的时候，要注意补水，最好选择20~25℃的白开水、柠檬水或淡盐水补充体内水分，避免出现脱水等症状。

除此之外，建议患有心血管疾病者在泡温泉的时候，务必要随身携带急救药物。

非对抗性球类运动，有益于心血管系统

非对抗性球类的主要代表：保龄球、高尔夫球和羽毛球等。

人们都知道，球类运动不仅可以锻炼全身肌肉，加速血液循环，使冠状动脉有足够的血液供给心肌，还可以促使静脉血回流，预防静脉内血栓形成。

与对抗性球类运动相比，非对抗性球类运动不但能保养心血管系统，而且能够有效避免对抗性竞技中精神紧张导致的心脏病的发作。非对抗性球类运动对轻度的心血管系统疾病患者和中老年人来说尤为适合。

下蹲运动，有效促进心脏健康

俗话说："树老根先枯，人老腿先衰。"双腿是人体重要的交通枢纽，被称为人体的"第二心脏"。经常锻炼双腿，可以有效促进心脏的健康。

在所有能够锻炼双腿的运动当中，较为简单、科学、安全的

当数下蹲运动。下蹲时，身体的重量向下挤压腿部的血管，加快下肢的静脉血液流向心脏；起立时，身体重量对下肢肌肉的挤压被解除，从心脏泵出来的动脉血快速进入下肢，如此反复下蹲、起立、再下蹲，可以加快血液循环和新陈代谢；血液循环加强了，回心血量增加，有效地改善心肌的血液供应和新陈代谢。

下蹲运动无须特殊的器具和场地，只要方便，在家里、办公室或公园里，都可以进行。所以，想要心脏健康，就经常做下蹲运动吧。不过，下蹲运动并不等于单纯的蹲下起立，这种运动也有一定的规律和要求。如果运动姿势不正确，不但不会收到良好的运动效果，反而会危害身体健康。

做下蹲运动的时候，要注意以下几点：

●开始运动的时候，要先放松全身的肌肉，两脚分开，与肩同宽，自然立正，脚尖和膝盖朝向正前方。

●膝盖弯曲，弯曲程度根据各人情况自行决定，老年人或初练者可先取用半蹲或1/4蹲，在完全蹲下之前停顿片刻，这样最能锻炼腿部肌肉。

●向上站起时，不要用腿部力量，而是要用腰部的力量提起身体，同时要感觉整个脚掌在向下推压地面。

●从动作开始到结束，躯干要始终保持笔直伸展的状态，身体也要始终处于"后坐"的姿势，膝盖的垂直线不要超过脚尖，否则容易栽倒，造成危险。

●进行下蹲运动的时候，要与呼吸配合，最好的下蹲呼吸方式是，下蹲时缓缓吸气，起立时长长地呼气。

●下蹲运动要量力而行，尤其是在开始运动的时候，每次持续运动时间不要超过15分钟，体质较弱的人，可以在一天的多个时段内多次进行。

●患有高血压、糖尿病和关节疾患的中老年人，都尽量不要做下蹲运动。

● 经常头晕或者体质虚弱的人，在进行下蹲运动的时候，手应该牢牢把握住身边的支持物，下蹲速度也应该尽量缓慢，避免因为速度过快造成危险，并且下蹲次数每天不宜超过5次，每次最多10个。

● 初次练习下蹲运动的人往往会出现肌肉酸痛的现象，这是由于运动中产生乳酸等酸性物质在肌肉中积存而引起的，待

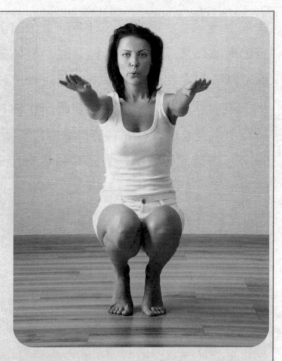

酸性代谢物质排出体外，身体就会轻松了。此外，初次做下蹲运动时，下蹲次数应该控制在20～40次，等到身体素质提高了，并且对这项运动适应了再逐渐增加下蹲次数。

❤温馨提醒

眼前无故发黑，赶紧查查心脏

　　在进行下蹲运动，尤其是起立速度过快的时候，我们往往会出现眼前发黑的情况，这种现象是正常的，只要注意控制下蹲和起立的速度即可。但是，如果在安静的情况下，也经常出现眼前发黑的症状，就要去医院检查心脏了。

　　心脏对人体就像发动机对汽车的重要性一样，只有心脏功能正常，能够为人体的生命活动提供足够的血液，人体才能健康，而如果心脏功能衰弱，不能为人体的生理活动提供足够的血液，往往就意味着心动过缓，甚至心肌严重缺血，而这些病症的主要表现形式就是眼前无故发黑。

拍胸运动，让心脏获得新鲜血液

拍胸运动十分简单：每晚临睡前，坐在床上或椅子上，上半身直立，两膝自然分开，双手放在大腿上，全身放松，缓缓吸气，双手交叉抱胸，用手掌从两侧胸部外侧由上至下轻拍，接着，缓缓呼气，同时用手掌从下向上轻拍，持续约10分钟。

虽然拍胸运动非常简单，但是它能让我们的肺部尽可能地充满新鲜空气，从而让心脏最大限度地获得氧气和新鲜血液，有效保养心脏。

拍胸运动虽然十分简单安全，但是也有禁忌，安装了心脏起搏器或者心脏支架的患者就不能做拍胸运动。而且，在拍胸运动的过程中，由于拍胸改变了身体原有的气流循环方式，因此身体会出现一系列如打嗝、放屁、腹鸣、酸麻等反应，少数人还会感觉体内有气流流动，甚至会出现身体跃跃欲起、难以控制等症状。也有部分人完全没有反应，那也不必在意，有无反应对养生效果并无影响。

此外，值得注意的是，有人往往会刻意追求出现某些反应，以至于造成精神紧张，导致锻炼效果变差。

♥温馨提醒

春秋多多晒背，提升阳气护心脏

补充阳气对于心脏健康有着极大的促进作用。《黄帝内经》中说："阳气者，若天与日，失其所则折寿而不彰。"人体补充阳气的重要性，就像大自然需要阳光的照耀一样，只有阳气充足，血液才能在阳气的推动下滋养五脏，润泽肌肤筋骨。但是，随着年龄的增长，阳气往往会日渐衰败，逐渐呈现衰老的状态。

目前，很多年轻人往往由于夜生活过于丰富，日夜颠倒，阳气自然也衰败得越来越快。

无论是年轻人，还是中老年人，阳气衰败的结果都是一样的，

 第四章

运动强身——不吃药就能养心的秘诀

那就是血液流动无力，以至于体内产生瘀血和痰湿。因此，无论是健康人还是心脏病患者，改善心脏健康状况有效、直接的办法就是补充阳气。

补充阳气简单、经济、有效的办法就是晒太阳。但是，我们所说的晒太阳，不是炎炎夏日中的太阳，而是春秋季节的太阳。

由于人体背部分布着人体重要的经络之一——督脉，而且临床发现，很多心脏病患者在病情发作的时候，往往会出现背部发紧的情况，因此，春秋季节多晒晒背，有助于阳气的生发，改善心脏的健康状况。

钓鱼，保心养心的好方法

随着生活节奏的加快，工作压力的增加，人们总是行色匆匆，每个人像一架高速运转的机器，没有一丝一毫的保养和休息。因此，现代人总是会出现一系列的失眠多梦、夜间盗汗等亚健康症状，而这些症状产生的根本原因就是心脏长期超负荷工作。

日常生活中，我们发现，很多人在情绪发生巨大波动的时候，经常会伴随失眠多梦、中风等症状，由此可见，恬淡和平稳的心境是一道可以阻挡疾病的屏障，只有具备了健康的心理和平静的心态，配合合理的饮食，才能让我们的心脏健康。

心脏病高发人群或者已经患有心血管系统疾病的人除了系统的药物治疗之外，心理治疗也是必不可少的，只有以合适的方式进行心理调节，控制自己的欲望，抛掉那些没有必要的心理包袱，才是治愈心脏疾病的基础，正如《黄帝内经》中说的那样："恬淡虚无，精神内守，病安从来。"

钓鱼就是一种能够让心脏得以休息的方式。

首先，人们在前往钓鱼地点的时候，应该尽量采取骑车或者步行等方式，以更有效地达到锻炼目的。

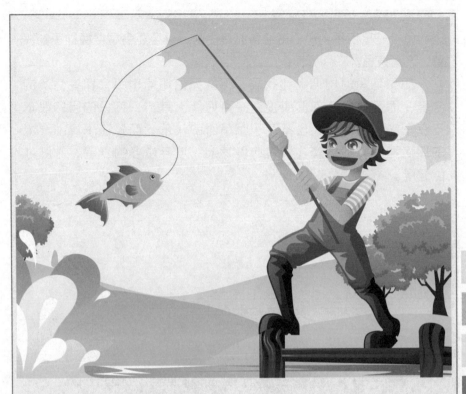

第一章

第二章

第三章

第四章

第五章

第四章 ❖ 运动强身——不吃药就能养心的秘诀

　　其次，在水边垂钓的时候，时立时蹲，时俯时仰，姿势多变，使得身体各个部分的肌肉都得到了充分的锻炼。

　　最后，钓鱼的时候，往往会出现紧张与放松、惊呼与惋叹、屏息凝神与爽朗大笑交织更迭的情况，这些情绪的变化，可以有效促进血液循环，进而促进心脏的健康。

　　除此之外，钓鱼的地点大多是风景秀美、空气新鲜的地方，而良好的环境对心脏也大有裨益。

　　因此，钓鱼不仅是上班族休闲的良好方式，而且是保心养心的好方法。

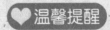温馨提醒

钓鱼钓的不是"鱼"，是心境

　　说起钓鱼，很多人会想起一段传统相声。相声中的主人公，为了跟邻居比赛钓鱼，每天扛着钓竿，带着媳妇烙的糖饼，走很远的路

去钓鱼，一旦钓不到鱼，就急得抓耳挠腮，甚至还会急得挽袖子卷裤管，下河摸鱼。

　　如果钓鱼时出现上述状况，那么无论如何也不会拥有恬淡的心境，而且对心脏的健康没有一点好处。其实，钓鱼的目的根本不在于能钓几条鱼，也不在于吃鱼时的快乐，而是在于青山绿水的环境和心境的恬淡。只有心境恬淡，放弃过多的欲望，心脏才能健康。

第五章

中医养心有妙招

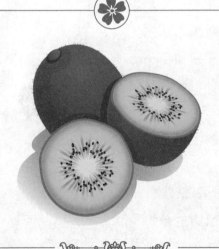

心血管系统疾病是困扰很多人的常见疾病，严重威胁着人们的日常生活。人们应该重视起来，及时进行预防和护理才是关键。中医经络疗法非常注重心脏的养生保健，其心脏养生的妙招，定能让你拥有一颗健康的心。

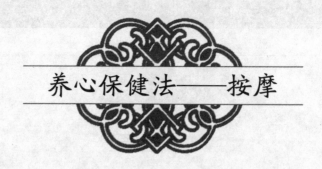

养心保健法——按摩

按摩，滑利关节，调和五脏

按摩是中国传统的理疗方式之一，以中医的脏腑以及经络学说为主要理论基础，结合中医的病理诊断方式，采用相应的手法作用于人体体表的特定部位，从而达到调节机体机能、减轻病痛的目的。从本质上说，按摩是一种物理治疗方法，它通过手或者其他按摩器具与身体接触，对肌肉进行挤压或拉伸，从而达到疏通血脉、滑利关节、促进气血运行、调和五脏、增强人体抵抗力等目的。

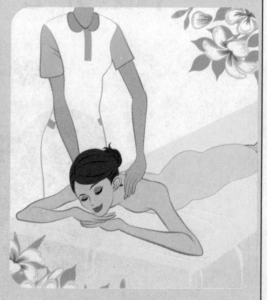

因为心脏以及心血管系统疾病患者体质的特殊性，很多心血管系统疾病患者不适宜以现代医学的手段进行治疗，这个时候，传统的按摩疗法就发挥了巨大的作用。

推擦手少阴心经，预防心血管系统疾病

心经循行于手臂掌面的内侧缘。推擦心经的做法十分简单，立

位或者坐位均可，左手稍稍抬起，手心朝前上方，右手手掌自然弯曲，拇指在手臂外侧，其余四指在手臂内侧，然后沿手少阴心经的循行路线从左手臂腋窝推擦至左手小指指尖，顺势返回后再行推擦，反复5～10遍，推擦至产生温热感即可，推擦完左手后再以同样的方式，以左手推右手的心经即可。

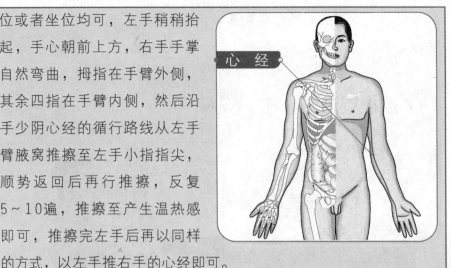

心经

手少阴心经主治心、胸、神志及经脉循行部位的其他病症。经常推擦手少阴心经，可以有效治疗心痛、心悸、失眠等，还可保养心脏，预防心血管系统疾病。

按揉极泉穴，宽胸理气治胸闷

极泉穴位于腋窝顶点，腋动脉搏动处。曲肘，手掌按于后枕，摸腋窝中部，动脉搏动处就是极泉穴。

极泉穴看似不起眼，却布有尺神经、正中神经、前臂内侧皮神经及臂内侧皮神经等人体多条重要神经。

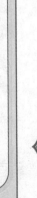

极泉穴

按揉极泉穴具有宽胸理气的作用，主治心痛、胸闷、心悸、气短等。

按揉极泉穴的时候，以能够感受到压力，但不能感受到疼痛的力度来按揉，同时应当遵循少量多次、持之以恒的原则；如果想达

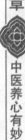

第五章 中医养心有妙招

到预防冠心病或者其他心血管系统疾病的目的，也可以用手对该穴位进行弹拨。

按揉灵道穴，宁心安神

《黄帝内经》说："心主神明。"而灵道穴是手少阴心经的经穴，是心经经气最盛之处，功在宁心安神。

灵道穴位于前臂掌侧，当尺侧腕屈肌腱的桡侧缘，腕横纹上1.5寸。

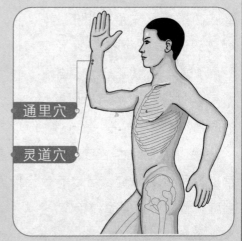

通里穴

灵道穴

按揉灵道穴的手法与传统按摩的点压方法不同，在按摩这个穴位的时候，应往里掐揉，而且每天按摩的时间不宜过长，每次2～3分钟，每天按摩3次即可。

灵道穴可以说是一个专治心血管系统疾病的穴位，有生发心气的功能。经常按揉此穴，有助于治疗心痛、心悸、心绞痛等疾病。如果在日常生活中遇到挫折觉得心里难过的时候，可以多按揉灵道穴，这可让心情变得舒畅一些。

按揉通里穴，调理气血，益阴清心

通里穴（见上图）位于手臂掌面内侧缘腕横纹上1寸处。按摩通里穴的时候，以左手拇指指腹按揉右手通里穴，力度以舒适为宜。每天保证按摩3次，每次1～2分钟即可。

通里穴，顾名思义，就是可以让心脏气血通畅的穴位，气血通畅了，心脏也就远离疾病了。

按摩通里穴，有助于沟通心肾，调理气血，益阴清心，适用于心悸、心绞痛等。很多人在刚开始按摩通里穴的时候，会感到轻微的酸麻胀痛，这个时候应该减小按摩力度，但不能停止按摩。坚持一段时间后，你就会发现，不但按摩这个穴位不再疼痛，而且心脏也健康了很多。

按揉神门穴，补益心气

神门穴位于手腕内侧，腕掌侧远端横纹尺侧端，尺侧腕屈肌腱桡侧缘。神门穴，从这个名字上，我们就知道这个穴位是人体的神明之门。中医学认为，按揉神门穴可补益心气，适用于治疗心痛、心烦、惊悸、健忘、失眠、高血压、胸胁痛等。

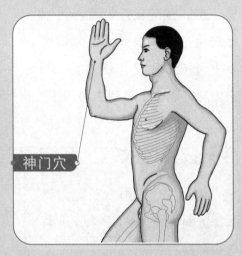

神门穴

平时，我们也可以经常按揉此穴位，以达到补益心脏的元气、滋养保护心脏的目的，从而达到有效治疗和预防各种心脏系统的疾病以及由此导致的精神疾病的目的。不过，按揉神门穴的次数不宜过多，时间也不宜过长，每次按揉2～3分钟，每天3次即可。

拍打、按摩心包经，养心护心保健康

心包经循行于上臂掌侧面中间。中医学认为，心包经相当于心经的外卫。外卫是代君受过者，所以拍打心包经有养心护心的作用，对缓解与心经相关的多种疾病有疗效。

按摩心包经可以有效增强心脏的搏动能力，强健心肌，除此之外，按摩心包经还可以让已经衰弱的心气变得活跃起来，从而提升人整体的身体素质和精神面貌。

按摩心包经的时候，一般要先坐好，左手搭在左腿上或放在办公桌、书桌上面，左掌心向上，以右手掌根或大鱼际，推擦左手臂的心包经，往返5~10次，以左手臂产生温热感，皮肤微微发红为度。再以此法用左手掌根或大鱼际推擦右手臂的心包经，往返5~10次，同样以右手臂产生温热感、皮肤微微发红为度。

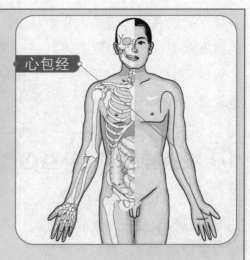

心包经

按揉内关穴，宽胸理气治百病

内关穴位于前臂前区，腕掌侧远端横纹上2寸，掌长肌腱与桡侧腕屈肌腱之间。

中医学认为，按揉内关穴有宽胸理气、宁心安神、和胃止痛的功效，是治疗脏腑经络气机失调病证的常用穴、特效穴。对心动过缓、心绞痛、胸胁痛等一系列的心脏疾病有一定的辅助治疗作用。

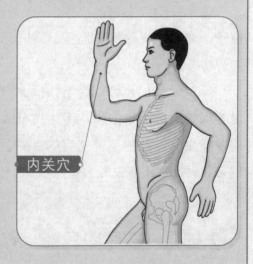

内关穴

不过，每次按揉内关穴的时间不宜过长，一般应控制在20~30分钟以内，按揉的力度也不宜过大，以免对心脏造成伤害。

按揉劳宫穴，清心热，泻肝火

劳宫穴，劳是劳动的意思，宫，中室也。劳宫穴位于手掌当中，握拳屈指时，中指尖所点之处是穴，故而得名。

因为古代的劳动人民大多是在土地中劳作，而五脏中的脾对应的是五行中的土，所以该穴位的主要作用就是让土中的水湿化为气，从而避免水湿对心脏的危害。

劳宫穴

按揉劳宫穴可以有效清心热，泻肝火，同时还具有安神和胃、息风凉血、通经祛湿的功效，对于心痛、癫狂、中风、口舌生疮、口臭、中暑、瘾症、发热无汗等疾病有着较好的辅助治疗的作用。

按摩劳宫穴的时候，可以联合采用按压、揉擦等多种手法，每只手操作10分钟，每天2~3次即可，也可以用指间关节进行按揉，以达到更明显的效果。

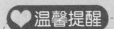 温馨提醒

都市白领要多多按揉劳宫穴

很多都市白领在下午或者晚上就会出现腿脚肿胀的现象，面对这种现象，不妨利用中午休息的时间，按揉一下自己的劳宫穴，只要长期坚持下去，腿脚肿胀的现象便会有所改善。

按揉劳宫穴之所以能够改善腿脚水肿，是因为大多数都市白领从事的都是案头工作，经常一坐就是一天，下肢的水分得不到运化，以至于出现水肿。

人体中负责水分运化的脏器是脾，按揉劳宫穴，可以有效加强脾脏运化功能，从根本上改善水肿。

但是如果是长期不明原因的水肿，同时伴有头昏脑涨、四肢无力，而且在一夜睡眠之后还不能得到改善的话，就应该去医院检查以免延误治疗。

旋摩全腹，辅助治疗多种心肺疾病

中医学指出，人体腹部为"五脏六腑之宫城，阴阳气血之发源"。经常旋摩全腹，可通和上下，分理阴阳，去旧生新，充实五脏，驱外感之诸邪，清内生之百症。

腹部脂肪过多，必然会导致过多的脂肪和胆固醇等物质进入血液当中，引起动脉粥样硬化，甚至会造成血管的堵塞。循环系统的堵塞必然会引起高血压。腹部的脂肪堆积还会增加脊柱的负担，引起后背疼痛，甚至有可能导致腰椎间盘突出。除此之外，腹部脂肪还可能直接挤压肺部，增加心脏负担；长此以往必然导致心脏功能减退。

旋摩全腹是直接且简单的减少腹部脂肪的方法。这种方法不仅可以有效加速腹部脂肪的分解，而且能够促进消化，有效缓解肠胃不适，同时还能对多种心肺疾病起到辅助治疗的作用。

旋摩全腹有慢速和快速两种方式：

【慢速按摩】

● 仰卧，或者站立，两脚分开与肩同宽，全身放松，以肚脐为圆心，按顺时针方向，慢慢转圆圈按摩，先转小圈，然后逐渐扩大按摩半径，直至扩大到整个腹部，按摩圈数和力度视个人情况而定。

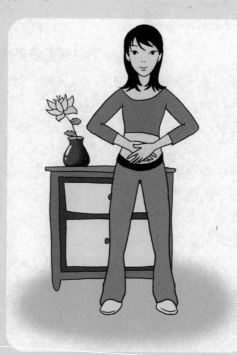

● 顺时针按摩完毕后，再进行逆时针按摩，但是逆时针按摩要先在整个腹部的外缘进行，一边按摩，一边

逐渐缩小按摩半径。

注意在进行这种按摩的时候，应该在自己能够承受的范围之内用力按摩，以增强按摩效果，但是不能用力过度。

【快速按摩】

用力揉搓双手，掌心向下，放在下腹部两侧，快速打圈按摩腹部，力度和次数视个人身体状况而定。

为了提高按摩效果，按摩的时候，精神应当集中，最好可以注意感受热能传入被按摩部位，从而加强脂肪的消耗。

郑重提醒，腹部有肿瘤的患者不能使用这种按摩方法，以免加重病情。

第一章

第二章

第三章

第四章

第五章

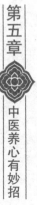

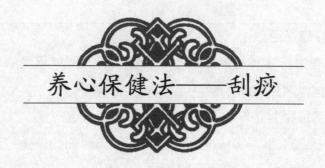

养心保健法——刮痧

 ## 刮痧的作用

　　刮痧是中国传统自然疗法之一，它是以中医经络理论为基础，通过专业的器具（如木梳、铜钱、牛角、玉石、火罐等）和相应的手法，蘸取一定的介质在体表皮肤相关部位反复刮拭、摩擦，使皮肤局部出现红色粟粒状或暗红色出血点等"出痧"现象，以达到疏

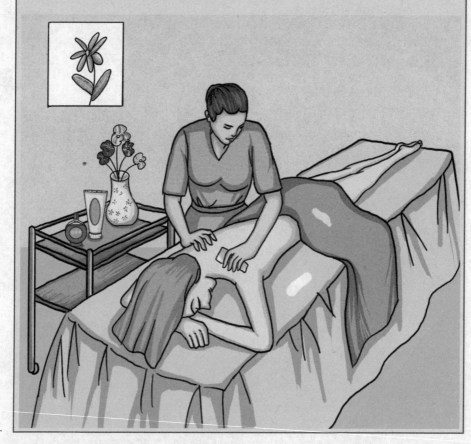

通经络、活血化瘀的目的。

　　刮痧对人体健康的益处，主要体现在保健预防上。虽然刮痧作用的部位是体表皮肤，但是在通过一系列的刮拭和摩擦手法之后，可促进刮拭组织周围的血液循环，增加组织血流量，从而起到疏通血脉、疏经通络的作用。

　　刮痧的作用主要体现在以下两个方面：

1. 疏通血脉，活血化瘀

　　刮痧不仅可以松弛紧绷的肌肉，而且能够有效促进刮拭部位周围的血液循环和淋巴循环，从而达到疏通血脉、祛瘀生新的作用。

2. 疏经通络，调整阴阳

　　《素问·皮部论》中说："凡十二经络脉者，皮之部也。""皮者脉之部也，邪客于皮则腠理开，开则邪入客于络脉，络脉满则注于经脉，经脉满则入舍于府藏也。"由此可见，皮肤其实是全身络脉的分区，而刮痧明显、直观的效果，就是可以让体表皮肤充血，使局部组织温度升高，从而有效达到疏经通络、调整阴阳的作用。

刮痧的步骤

　　第一步　刮痧前一定要保持良好的心理状态，避免紧张、恐惧心理，要全身心放松，以便与刮痧者积极配合。

　　第二步　准备好刮痧器具与用品。注意检查刮具边缘是否光滑、安全，同时一定要消毒刮痧板。

　　第三步　根据患者所患疾病的性质与病情，确定并尽量暴露治疗部位，用毛巾擦洗干净后选择合适的体位。在刮拭部位均匀地涂抹刮痧油。

　　第四步　一般右手持刮痧工具，灵活利用腕力、臂力，操作过

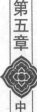

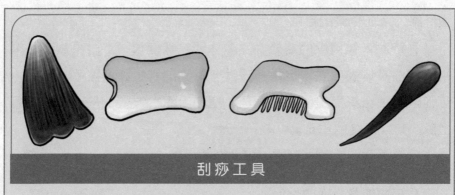

刮痧工具

程中切忌用蛮力，刮痧板的平面与皮肤之间的角度以45°为宜，切不可成推、削之势。用力要均匀、适中，由轻渐重，不可忽轻忽重，注意保持一定的按压力，以患者能耐受为度，使刮拭的作用力传达到深层组织。刮拭面尽量拉长，点、线、面三者兼顾，综合运用，点是刺激穴位，线是循经走络，面是作用于皮部。

第五步 在枕部、头部行保健刮时，可不用刮痧油，亦可隔衣刮拭，力度以患者能耐受为度。

第六步 刮完后，擦干水渍、油渍。让患者穿好衣服，休息一会儿，适当饮用一些姜汁糖水或白开水，这样人体会感到异常轻松和舒畅。一般刮拭后半小时左右，皮肤表面的痧点会逐渐融合成片，刮痧24～48小时后出痧表面的皮肤在触摸时会有痛感或自觉局部皮肤微微发热。这些都属于正常反应，一段时间后即可恢复正常。一般深部出现的包块样痧或结节样痧在皮肤表面逐渐呈现深紫色或青黑色，消退也较缓慢。

科学刮痧要注意

● 很多人都认为刮痧时间越长越好，其实不然，一般来说，刮痧的时候，每个部位以3～5分钟为宜，最多不能超过15分钟。对于初次刮痧的人来说，每个部位刮痧时间不能超过10分钟，否则会令肌肤的毛孔过于开放，导致寒邪入心，伤及心脏。

● 很多人认为，刮痧的时候，刮痧部位出现的血点越多，且颜色越深越好，这也是错误的。刮痧的时候，只要皮肤出现发红、发热的情况即可，不用刻意追求出现出血点。过度追求"出痧"，不仅会损伤皮肤，而且有可能因为损伤血管，产生其他危害。

●刮痧的频率并不是越频繁越好，一般来说，至少要等到前一次的"出痧"症状完全消失之后，才能进行第二次刮痧。如果第一次刮痧没有出现出血点，也至少要间隔3天以上再刮痧（具体间隔天数视个人的体质和承受能力而定）。

刮痧的禁忌证

●患有心力衰竭、肾衰竭、肝硬化腹水、凝血功能障碍等疾病的患者禁忌刮痧。

●过敏体质者不宜刮痧，皮肤病如皮肤上破损溃疡、疮头，新鲜或未愈合的伤口，或外伤骨折处禁刮。

●眼睛、耳、鼻、舌、口唇以及前后二阴、肚脐（神阙穴）处禁刮。

●醉酒、过饥、过饱、过渴、过度疲劳者禁刮，以免出现晕刮。

●小儿囟门未合时，头颈部禁用刮痧。

●尿潴留患者的小腹部慎用重力刮痧，以轻力揉按为宜。

●刮痧后30分钟内忌洗凉水澡。

●久病年老、极度虚弱、消瘦者需慎刮（或只能用轻手法保健刮拭）。

●大血管显现处禁用重刮，可用棱角避开血管用点按轻手法刮拭。

●精神病患者禁用刮痧法，因为刮痧会刺激这类患者。

气虚证刮痧，提升心气

在中医理论中，气是维持人体一切生命活动的最根本、最细微的物质。人体气的来源分为三种，分别为先天精气、脾胃吸收水谷

精微之气和存在于自然界的"清气"。先天精气，禀受于父母；水谷精微之气，来源于日常饮食；所谓"清气"，也就是人体通过呼吸运动所吸入的新鲜空气。

按照中医理论，气旺盛，心气才能充足；心气充足，人才能健康。但是，很多人或是由于先天不足，或是因后天失调，往往存在气虚的症状，而气虚的直接影响就是导致心气不足，以致不能推动血脉的运行，从而导致精神不振、疲乏无力，以及头晕健忘等一系列症状出现。

大多数气虚体质患者往往没有器质性病变，只是感觉疲乏无力，头晕健忘，所以往往不会重视自己的身体状况，但是中医认为"气能行血"，气虚必然导致血液流动减慢，心脏得不到充足的濡养，使心气进一步衰减。因此，气虚体质的调理，就要从补气活血入手，而刮痧是补气活血不错的方法之一。

气虚者身体虚弱，所以刮痧的时候，力度要小，速度要慢，而且不要强求出痧，每次刮痧时间最多15分钟即可，以免过多消耗体内的元气和津液，导致虚脱。

气虚者的刮痧操作不能过于频繁，每次刮痧至少要间隔3天以上，并且不能带痧刮痧。

气虚者在刮痧的时候，为了安全地达到补气活血的目的，可以重点刮以下两个部位：

1. 腹部部分任脉。从脐上5寸处刮拭至脐上3指处。刮这段经络，可以有效促进肠胃蠕动，促进食物消化，达到补元气的目的。

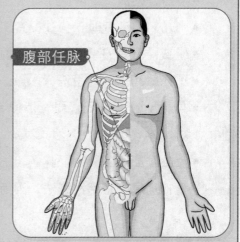

腹部任脉

2. 脚底。脚底穴位很多，脚底刮痧可以有效起到补肾强心、改善气虚的效果。

刮以上两个部位的时候，只要大致位置不要偏离即可。另外，在刮痧的时候，不要一次求成，更不要贪多，一般来说，腹部任脉

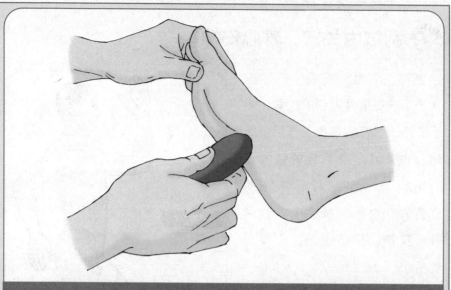

足底刮痧

每次刮30～36下即可，而因为脚底皮肤较厚，可以每次刮50～100下。气虚体质需慢慢调养，切不可急于求成，一味贪多。

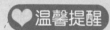温馨提醒

气虚体质的外在特征

气虚体质者大多肌肉十分松软，尤其面部肌肉较为松弛，法令纹较为明显，两颊苍白，体形偏胖或者偏瘦者均有，但是无论体形是胖是瘦，均有稍一运动即气喘吁吁的现象。气虚体质者往往会伴有毛发枯黄无光泽、头昏脑涨、失眠健忘等症状。

在日常生活当中，气虚体质者性格十分内向，少言寡语，说话声音也很低沉怯懦，不喜欢与人打交道，而且情绪极为不稳定，同时胆小不喜欢冒险。

除了刮痧之外，气虚体质者也可以用饮食调理，平时可以多吃一些小米、扁豆、胡萝卜、香菇、土豆、兔肉等。

在日常生活当中，由于气虚体质者的体力较差，而且容易疲劳伤气，因此在进行锻炼的时候应该采用低强度、少量多次的锻炼方式，并且在锻炼的时候应该循序渐进、逐次增加运动量和运动强度。

刮拭内关穴，养心安神

内关穴是心包经上的穴位之一，它对手臂内侧的疾病，如手心热、肘臂痛有调治作用。此外，内关穴是心包经的络穴，同时也是心包经与三焦经的交会穴，经常刮拭这个穴位可养心安神，预防胸闷、心悸、气短。

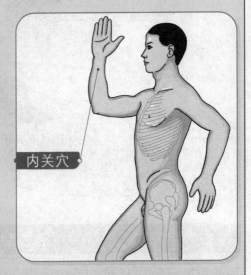

内关穴

【刮拭方法】不涂刮痧油，用平面按揉法或面刮法刮拭内关穴，每次刮拭5~10下，每日1~2次。也可以每隔7~10日涂刮痧油刮拭1次。

刮拭太渊穴，补肺气，利心脏

太渊穴属手太阴肺经之原穴，仰掌，穴位于腕横纹上，桡动脉桡侧凹陷中。

闲暇时候经常刮拭太渊穴，可以补肺气、利心脏、促进血液循环，畅达百脉，使血脉充盈、通畅，利于保健心脑血管，预防和治疗心肺疾病。

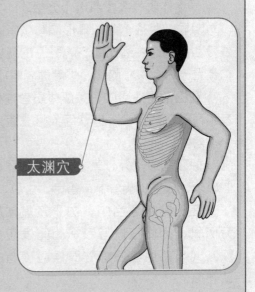

太渊穴

【刮拭方法】不涂刮痧油，用平面刮法由上而下刮拭，每次5~10下。

刮拭劳宫穴，强心健脑保健康

劳宫穴属于手厥阴心包经穴位，位于掌区，握拳屈指，中指尖处即是。

心藏神，神主神志活动，而劳宫穴是心包经上的要穴，有清心火、安心神的作用。经常刮拭劳宫穴可强心健脑，对心脑血管系统有保健作用。

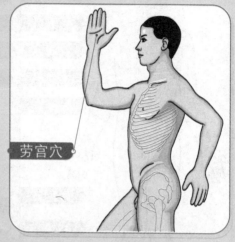

劳宫穴

【刮拭方法】用单角刮法、面刮法或平面按揉法刮拭均可。每次刮拭5~10下，每日1~2次。

第一章

第二章

第三章

第四章

第五章

刮拭这些穴位，预防心脑血管疾病

【选穴】①背部：天宗穴、厥阴俞穴、心俞穴、神堂穴、小肠俞穴；②胸腹部：膻中穴、巨阙穴、关元穴；③上肢部：通里穴、神门穴、支正穴、内关穴、大陵穴、劳宫穴、养老穴、曲池穴、少海穴。

【方法】

●用面刮法由上而下依次刮拭背部天宗穴、厥阴俞穴、心俞穴、神堂穴、小肠俞穴。

●用单角刮法由上而下缓慢刮拭膻中穴、巨阙穴、关元穴。

●用面刮法刮拭或平面按揉法按揉通里穴、神门穴、支正穴、内关穴、大陵穴、劳宫穴、养老穴，并用拍打的方法拍打曲池穴、少海穴。心脏保健者3~6个月拍打1次即可。

【功效】促进和维护心脏的正常生理功能，延缓心脑血管系统的衰老，还可以改善心脏亚健康的状况，预防心脏疾患，促进心脏疾病的康复。此外，还可以促进小肠消化液的分泌与食物的消化吸收，预防腹

第五章

中医养心有妙招

胀、食欲不振、腹泻、便秘等肠道疾病。

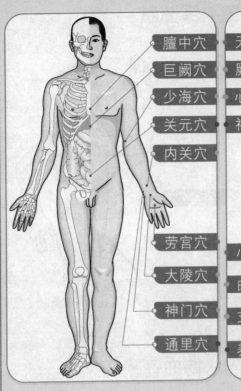

膻中穴
巨阙穴
少海穴
关元穴
内关穴

劳宫穴
大陵穴
神门穴
通里穴

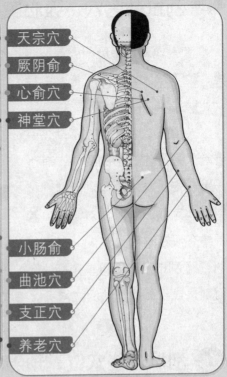

天宗穴
厥阴俞
心俞穴
神堂穴

小肠俞
曲池穴
支正穴
养老穴

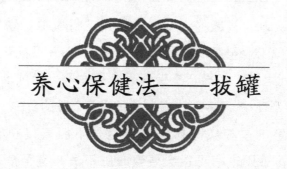

养心保健法——拔罐

拔罐，祛病强身，保养心脏

拔罐疗法俗称火罐，古称角法，是我国民间流传已久的传统自然疗法之一。拔罐的原理和功效与刮痧有相似之处，都是利用器具造成局部充血，进而达到治愈或者缓解某些症状的目的。

《本草纲目拾遗》中称其为"火罐气"，《外科正宗》称其为"拔筒法"。在最初的时候，拔罐所用的罐子是用挖空的兽角制成的，最初的拔罐大多用于外科中吸取脓血，所以不少古籍中又称其为"角法"。

中医学认为，人之所以会生病，是因为人体受到风、寒、暑、湿、燥、火等外界侵袭之后，导致体内"气息"升降不调，脏腑气血循环紊乱而导致的。拔罐就是依靠真空负压产生的强大的吸附力，使得身体局部充血或瘀血，达到防病治病、强壮身体的目的。

第五章 中医养心有妙招

中医学认为，拔罐的主要作用就是"行气血，营阴阳，濡筋骨，利关节"，对经络不通导致心气不足、经气不畅有着很大的改善作用。除此之外，拔罐还有保健强身的作用，它可以振奋虚弱的脏腑，调和阴阳，从而达到祛病强身、保养心脏的目的。

值得注意的是在实际操作中，绝对不能直接在心脏位置及其附近拔罐，否则很有可能会导致心脏不适，甚至危及生命。此外，有大血管分布的部位不能拔罐，孕妇的腹部、后腰部位也不宜拔罐。

拔罐步骤，操作时要心中有数

●拔罐时，应根据治疗部位的面积大小而选择不同口径的罐具。

●在拔罐前用酒精给罐具消毒。

●对初次拔罐治疗及体弱、紧张、年老等易发生意外的患者，宜采取卧位，并选用小罐具，且拔罐数目要少。

●一般宜选择肌肉丰满、富有弹性、没有毛发和骨骼、无关节凹凸的部位进行拔罐，以防罐具漏气和脱落。

●治疗时宜先拔颈项部。拔罐的一般顺序是先头颈部、背腰部、胸腹部，最后是四肢。

●拔罐时，动作要迅速而轻巧，要做到稳、准、轻、快。

●一般留罐时间为10～20分钟。若罐大而吸拔力强时，可适当缩短留罐时间，以免起水疱。

●起罐时，一般先用左手夹住火罐，右手拇指或食指从罐口旁边按压肌肉附着处，使气体进入罐内，即可将罐取下。切不可用力猛拔，以免拉伤皮肤。真空拔罐器的起罐方法是，一手握着或按着吸附的罐体，另一只手向上（向外）拉动排气阀门杆，使胶塞松动，空气进入罐内，罐体内负压消失，用手提起罐体即可与皮肤分离。同样切记不可用力猛拔罐具。

●拔罐完毕后，宜饮一杯白开水，以利排毒。

●拔罐间隔时间应根据瘀斑消失的情况和病情、体质而定。一般瘀斑消失快、急性病、体质强者，拔罐间隔时间宜短；瘀斑消失慢、慢性病、体质弱者，间隔时间宜长。通常间隔治疗时间为3~7天，7~10次为1个疗程，若2个疗程无效，应改用其他疗法。

拔罐要注意，心中须谨记

●拔罐时应保持室内空气清新、温度适中。夏季避免风扇直吹，冬季做好室内保暖，尤其对需宽衣暴露大片皮肤的患者应令其避开风口，以免受凉感冒。

●注意清洁消毒。施术者双手及拔罐部位均应清洁干净或常规消毒，拔罐用具也必须常规消毒。

●拔罐的工具必须边缘光滑，没有破损。

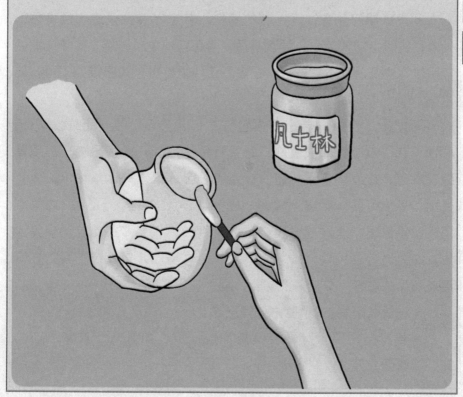

●在拔罐过程中，罐具大小适中，使罐拔得紧而又不过紧，当火罐数目较多时，罐具间的距离不宜太近，以免罐具牵拉皮肤产生疼痛或罐具互相挤压而脱落。

●根据患者的病情、皮肤情况，结合季节的不同，决定留罐时间，病情轻、皮肤较嫩、夏季炎热之时，留罐时间应稍短；若病情较重、皮肤粗糙、冬季寒冷之时，留罐时间相对应稍长。

●拔罐可使皮肤局部出现小水疱、出血点、瘀血现象，或有时局部出现瘙痒，均属正常治疗反应。一般阳证、热证多呈现鲜红色瘀斑；阴证、寒证多呈现紫红色瘀斑；寒证、湿证多呈现水疱、水珠；虚证多呈现潮红或淡红瘀斑。若局部没有瘀斑，或虽有潮红，但起罐后立即消失，说明病邪尚轻，病情不重，病已接近痊愈或取穴不准。

●拔罐后出现较大水疱或皮肤有破损，应先用消毒细针挑破水疱，放出水液，再涂上防腐生肌药即可。

●拔罐期间注意询问患者的感觉。若患者感觉拔罐部位发热、发紧、发酸、凉气外出、温暖舒适，为正常现象；若感觉灼热或痛感较明显，应及时取下罐重拔；拔罐后无明显感觉，为吸拔力不足，应重拔。

●拔罐过程中，若出现面色苍白、出冷汗、头晕目眩、心慌心悸、恶心呕吐、四肢发冷、神昏仆倒等症状，此为晕罐。出现晕罐现象时，应立即停止拔罐，让患者平卧，饮温开水或糖水，休息片刻，多能好转。晕罐严重者，应针刺、点掐百会、人中、内关、涌泉、足三里、太冲等穴位，或艾灸百会、气海、关元、涌泉等穴位，必要时应送医院进行急救。对年老体弱、儿童及精神紧张、饥饿或初诊的患者，更应注意防止出现不适。

●一般拔罐后，3小时内不宜洗澡。

●若病情需要，可配合使用其他疗法，如针灸、推拿、药物等，以增强疗效。

宁心安神，可吸拔心俞等穴

【选穴】心俞穴、肾俞穴、脾俞穴、三阴交穴、足三里穴、内关穴。

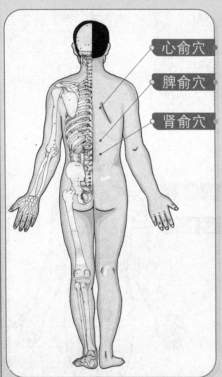

心俞穴
脾俞穴
肾俞穴

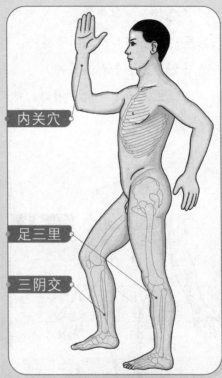

内关穴
足三里
三阴交

第一章
第二章
第三章
第四章
第五章

【方法】以上穴位先用三棱针点刺，然后拔罐，留罐5分钟。先吸拔一侧，翌日再吸拔另一侧，两侧交替使用，每日1次，10次为1个疗程。

【功效】本疗法有助于宁心安神，适用于热扰心神之心悸、失眠、健忘等。

养心护肝，拔罐助你一臂之力

中医学认为，以精神忧郁、情志烦乱、无故悲伤、哭笑无常、呵欠频作为主要症状者，称为脏躁。其多因精血内亏，心神失养；情志过

 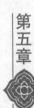

极，化火伤阴；阴虚阳亢，扰乱神明而发为本病。可采用中医拔罐疗法治脏躁。脏躁可分为心神失养、阴虚火旺及肝肾亏虚三种。

1. 心神失养型

【症状】哭笑无常，呵欠频作，不能自主，精神不振，神志恍惚，心胸烦乱，睡眠不安，舌淡苔白，脉沉细弱。

【治疗原则】养血安神，宁心开窍。

【选取穴位】心俞、膈俞、神门、内关。

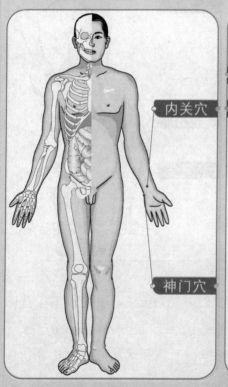
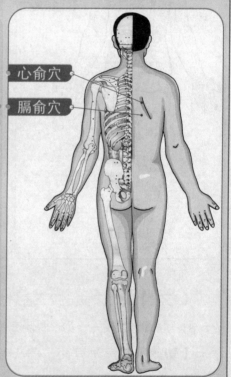

【拔罐方法】患者取坐位，选取中口径玻璃罐以闪火罐法吸拔以上各穴5~10分钟，每日1次。

2. 阴虚火旺型

【症状】烦躁不宁，言行失态，虚烦不眠，心悸盗汗，口干舌燥，大便秘结，小便黄赤，舌红苔黄，脉细弱或数。

　　【治疗原则】滋阴清热，除烦安神。

　　【选取穴位】肾俞、三焦俞、三阴交、内关。

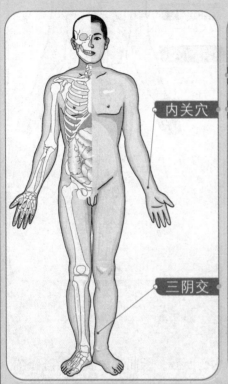
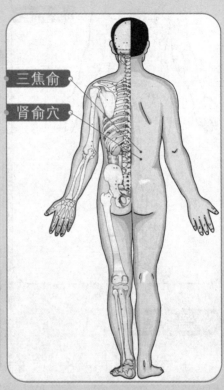

内关穴

三焦俞

肾俞穴

三阴交

　　【拔罐方法】患者取坐位，选取中口径玻璃罐以闪火罐法吸拔以上各穴5～10分钟，每日1次。

　　3. 肝肾亏虚型

　　【症状】烦躁易怒，悲伤欲哭，敏感多疑，甚或昏不识人，手足拘急，舌红苔黄，脉弦细或兼数。

　　【治疗原则】滋补肝肾，养心安神。

　　【选取穴位】肝俞、膻中、内关、肾俞。

　　【拔罐方法】患者取坐位，选取中口径玻璃罐以闪火罐法吸拔以上各穴10～15分钟，每日1次。

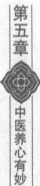

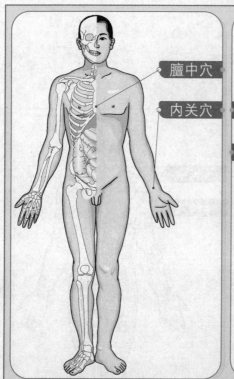

膻中穴

内关穴

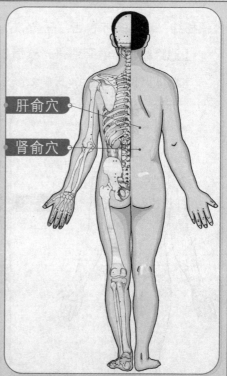

肝俞穴

肾俞穴

♥温馨提醒

　　脏躁症，多见于女性，由情志内伤所致，因此在拔罐治疗脏躁的同时，还应善言劝慰，释其心怀，方可取得满意的疗效。此外，还应避免精神刺激，保持心情舒畅、乐观，加强锻炼，增强体质，忌食辛辣食物。

养心保健法——艾灸

艾灸，温经驱寒养心气

艾灸是以艾绒为主要材料，点燃后在体表一定的部位（或穴位）进行烧、灼、熏、熨，给人体以温热刺激，达到温通经络、益气活血、防治疾病的一种外治法。

据说，灸法的运用源于人类掌握用火之后，因为身体的某个疼痛部位受到火的烘烤感到舒适而产生灵感发明的。《灵枢·官能》对艾灸的评价很高："针所不为，灸之所宜。"《医学入门》中也说："药之不及，针之不到，必须灸之。"由此可见，艾灸无论在治疗还是保健方面，都有较为良好的作用，也正因此，千百年来，艾灸一直受到广大人民群众的欢迎。

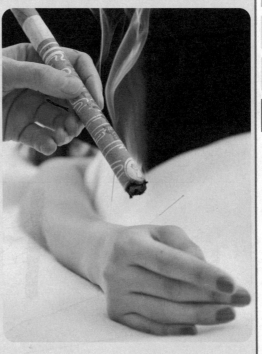

中医理论认为，人体的生命活动依赖于气血的运行。如果心气旺盛，脉道通利，则血液运行畅通，如果心气衰弱，脉道滞塞，则血

液停滞。中医理论当中，有"寒则气收，热则气疾"的说法，也就是说，气血的运行有遇温则快、遇寒则滞的特点。而所有寒凝血滞导致的疾病，都可以用温通血脉的方式进行治疗，而艾灸就是温通血脉的重要方法之一。《灵枢·刺节真邪》中说："脉中之血，凝而留止，弗之火调，弗能取之。"《灵枢·禁服》亦云："陷下者，脉血结于中，中有著血，血寒，故宜灸之。"

由此可见，艾灸不但有温经驱寒、加速气血运行的作用，而且可以通过热力刺激相应穴位，达到温经通络的目的，从而使心气足、阳气盛。

选择适合自己的灸法

1. 温和灸法

温和灸是艾条熏灸的一种，就是将已点燃的艾条用右手的拇指、食指、中指三指夹住，对准施灸部位，距皮肤3～5厘米进行熏灸。固定于应灸之处，不要移动，一般每穴灸5分钟左右，使患者局部有温热感而无灼痛感，至皮肤稍呈红润为度。

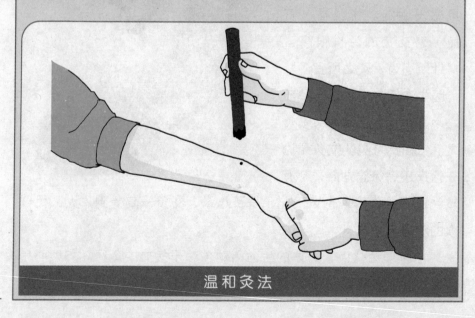

温和灸法

此灸法具有温通经脉、散寒祛邪的作用，适用于一切虚寒病症，如风寒湿痹及相关慢性病。

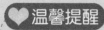**温馨提醒**

施灸时，对于昏厥、局部感觉减退的患者和小儿，术者可将左手食指、中指两指置于施灸部位两侧，这样可以通过术者手指的感觉来测知患者局部受热程度，便于及时调节施灸距离及时间，防止烫伤。

2. 雀啄灸法

雀啄灸就是将艾条燃着的一端悬置于施灸部位之上，将其对准穴位，像鸟啄食一样，一上一下活动施灸。一般可灸5~15分钟，以局部皮肤呈红润为度。

此灸法与温和灸的功效作用相似，但一般说来温和灸多用于治疗慢性病，雀啄灸多用于治疗急性病。

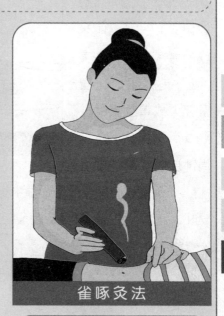

雀啄灸法

3. 回旋灸法

回旋灸就是将艾条的一端点燃，距施灸部位皮肤3厘米左右，往复回旋施灸，一般灸20~30分钟。灸至局部皮肤出现温热潮红为度。

此灸法具有消散的作用，还对经络气血的运行起到促进作用，适用于较严重的风湿痛、软组织损伤、皮肤病等病症。

回旋灸法

施灸时，体质强壮者的灸量可大些；久病、体质虚弱、老人、小儿的灸量宜小些。

4. 隔姜灸法

隔姜灸，即将鲜姜切成0.2～0.3厘米厚的薄片，用针在姜片上扎些小孔，上置蚕豆大或黄豆大的艾炷，点燃施灸，灸至局部皮肤红晕汗湿为度。

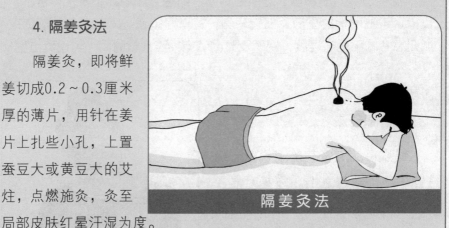

隔姜灸法

此灸法具有解表散寒、温中止呕的作用，适用于外感表证、虚寒性呕吐、泄泻、腹痛、痛经、阳痿、遗精、胃脘冷痛、风寒湿痹等病症。

♥温馨提醒

施灸时，艾炷不宜太大，如有排列，不宜过近，不要施灸太过，以局部红润为度，以免烫伤。

艾灸好处多，科学保健有禁忌

艾灸保健的好处虽然很多，但是也有不少的禁忌。由于艾灸的方法简单，易于操作，因此很多人会自行艾灸，但是在艾灸的时候，要注意以下几点：

●饱食过后或者饥渴交迫的时候不宜艾灸。

●3天之内有过中暑症状的人不能艾灸。

●过度疲劳、大汗、宿醉、情绪波动大，以及患有传染病，或者有高热、昏迷、癫痫等症状的时候，不能艾灸。

●身体极度虚弱者及没有自制能力如精神病患者不能艾灸，患肿瘤者亦不宜在肿瘤部位施灸。

●肌肉薄弱，孕妇的后腰、腹部，以及乳头、生殖器官、眼部、大血管、心脏等处不能艾灸。

●女性在怀孕或者生理期内不能艾灸，以免热毒瘀积于体内。

●施灸的时候应该集中注意力，以免艾条移动，要对准穴位。

●艾灸的时候，应该采取舒适、自然的体位，同时注意保证取穴的准确性。

●艾灸的时候，应该遵循循序渐进的原则，初次艾灸时间应短，灸量应小，以后逐渐加大灸量，以让机体逐渐适应。

●艾灸时要注意保暖，同时要注意不能让冷风或者热风直吹艾灸部位，以免旧病未愈，又添新病。

●在进行艾灸的时候，要注意防火，尤其在艾炷灸的时候更要小心，以免艾炷翻滚脱落。在熄灭艾条的时候，应该注意将艾条放入水中，保证艾条彻底熄灭。

●灸疗后，要喝一杯淡盐温开水，以便排出体内毒素，绝对不能进食生冷，不能用冷水洗手或者洗脸。

第一章
第二章
第三章
第四章
第五章

灸神阙穴，调气血，和阴阳

神阙穴，位于脐中央，是新生儿脐带脱落之后遗留下来的生命根蒂，也是中医中的一个重要穴位。与身体的其他穴位不同，神阙穴是全身穴位中唯一一个看得见、摸得着的穴位，它位于人体腹中部，同时由于其皮下脂肪较少，而且其皮肤直接与筋膜、腹膜连接，

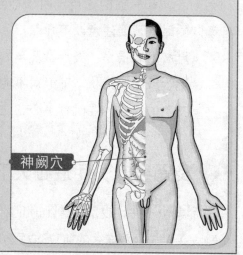

神阙穴

第五章 中医养心有妙招

寒邪很容易通过神阙穴侵入体内。因此，艾灸神阙穴可以有效驱除寒邪，从而达到驱寒养心的目的。

健康的身体应该是气血调和、阴平阳秘的，如果寒邪入心就会导致体内出现瘀血，进而导致气血失调。这就好比一条大河，虽然上游水源旺盛，但是由于河道淤塞，下游出现干旱的现象一样。解决这种现象的唯一方法就是疏通河道。

在日常生活中，我们经常会遇到很多无器质性病变，却有寒凝血瘀、气血不调的诸多症状的患者。这都是气血不调、阴阳失和的结果，只有清除体内瘀血，才能解除病症。

温经通络、调和气血的有效办法就是艾灸，但是因为神阙穴处皮肤较薄，所以一般采用隔姜灸或者盐姜灸的方法。

对于肚脐凸出的人，可以采用隔姜灸的方法进行艾灸，姜片要切得大而薄，尽量多切几片，交叉覆盖在肚脐上，然后手持艾条，用雀啄灸的手法施灸。

对于肚脐深陷的人，艾灸的时候，可以先用粗海盐填入肚脐当中，然后在上面覆盖一片薄姜片，进行隔姜灸。不能用精细碘盐代替粗海盐，否则灸后不但不易清理，而且其中的碘会通过肚脐进入人体，破坏体内微量元素的平衡。

无论是哪种艾灸方式，灸神阙穴都可以起到补充身体元气、调理阴阳、调和气血的作用。由于神阙穴位置较为特殊，因此在艾灸神阙穴的时候，要注意以下几点：

- 肚脐上有损伤、炎症者及孕妇禁止艾灸。
- 饱饭或者饥饿状态下绝对不能艾灸。
- 艾灸的时候，要时刻小心，防止烫伤或者点燃衣物。

灸涌泉穴，促进心火下降

涌泉位于在足底部，蜷足时足前部凹陷处，约当足底第2、第3趾趾缝纹头端与足跟连线的前1/3与后2/3交点上，《黄帝内经》中曾说：

"肾出于涌泉，涌泉者足心也。"意思就是肾经之气如泉水从地下涌出一样，来源于脚心，灌溉周身四肢。艾灸涌泉穴，可以起到促进心火下降，引导肾水下沉，从而达到治疗心肾不交之心神不宁、失眠多梦等多种病症的作用。

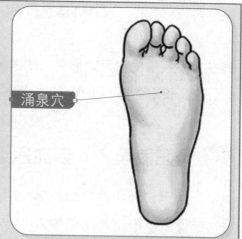

涌泉穴

艾灸涌泉穴的操作方法也十分简单，每晚临睡之前，艾灸涌泉穴，距离1寸左右即可，艾灸时长无限制，一般见皮肤红润就应该停止艾灸。

虽然脚部皮肤较厚，耐受力较强，但是也不能艾灸时间过久，否则会导致烫伤。

艾灸涌泉穴可以每天都进行，但是一般每灸10天就要休息两三天，给身体一个自我调整和修复的时间。

灸太冲穴，降血压

太冲位于足背，当第1、第2跖骨间，跖骨底结合部前方凹陷中，或触及动脉搏动处。艾灸太冲穴，可以有效补益心阳，提升心气。由于血压与人的情绪有很大的关系，因此，艾灸太冲穴有降血压的作用。此外，还可以起到补充气血、提升心气的作用，改善容易疲劳、气虚乏力的现象。

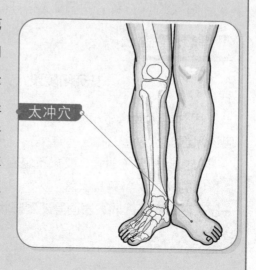

太冲穴

艾灸太冲穴的时候，可以手持艾条，距离皮肤1寸左右，每次

第五章 中医养心有妙招

艾灸大约15分钟，以感到皮肤灼热，出现红晕为度。

太冲穴不但可以艾灸，还可以多按揉，按揉的方法也很简单，就是用一只脚的脚跟对准另一脚的太冲穴按揉即可，两只脚交替进行。只要长期坚持，同样可以收到好的效果。

灸阳陵泉穴，调血通络，行气解郁

阳陵泉位于小腿外侧，腓骨头前下方凹陷中，又被称为筋会、阳陵、阳之陵泉。

阳陵泉是筋之会穴，可以说是人体下肢重要的交通要道，因此，艾灸阳陵泉穴可以调血通络，开胸散气，理气止痛。对于由瘀血和情绪暴躁引起的高血压尤其合适。

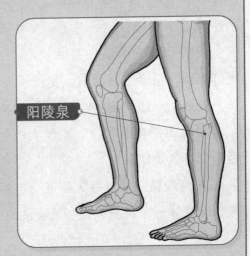

阳陵泉

艾灸这个穴位的时候，手持艾条，对准穴位，距皮肤1寸左右施灸，每次约10分钟，每日1次即可。

♥温馨提醒

艾灸阳陵泉穴，安全第一

因为阳陵泉穴的位置比较特殊，所以艾灸阳陵泉的时候，首先应该保证安全。

艾灸阳陵泉的时候，艾条不能距离皮肤太近，而且要注意选择质量较好的艾条，以免艾灰落下烫伤皮肤，同时艾灸的时间不宜过长，一般来说，皮肤红润，表面呈现湿润状态即可。

养心保健法——脐疗

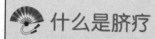

什么是脐疗

脐疗是以中医经络学说和脏腑学说为理论基础，根据不同病症，选择相应的治疗药物，制成膏、丹、散、丸、糊等剂型，将其贴敷于脐中，上面用纱布或胶布等覆盖、固定，或配合适当的灸疗或热熨，使药物通过对脐部的刺激，经过皮肤透入、经络传导，激发经脉之气，协调人体各脏腑之间的功能，疏通经络，促进脏腑气血运行，达到预防和治疗疾病的目的的一种治疗方法。

脐疗法有很多种，主要包括贴脐、填脐、熨脐、熏脐、灸脐、敷脐等。长期的医疗实践证明，敷脐疗法简便易学，价格低廉，用药量小，经济方便，疗效可靠，适应证广，无不良反应，既没有煎药吃药的麻烦，又没有针灸时酸、麻、胀、沉的不适感觉，值得推广和普及。

脐疗的作用

脐为先天之命蒂、后天之气舍，是强壮保健的要穴。脐疗可增强人体抗病能力，具有补脾肾、益精气、抗老驻颜之功，用于虚劳诸疾、神经衰弱、预防保健以及回春延年。脐疗的功效主要表现在以下几个方面：

- 养生方面。微热的气流从脐部扩散到整个腹部，可促进胃肠蠕

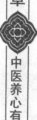

动，加速体内毒素的排出，改善睡眠，使人的精神、身体都感觉无比的轻松、舒适，还可以提高免疫力，强身健体，对体质较弱、失眠多梦、寒性胃痛、腹泻者有极好的改善作用。

● 治疗方面。特殊的给药方式，可使患者气血充盈，容颜光彩，体健身轻，延年益寿。

● 美容方面。促进面部血液循环，能改善面色苍白、无光泽的现象，预防和淡化因循环不畅引起的色斑、暗黄等皮肤问题。

脐疗的禁忌

● 脐疗过程中要特别注意保暖。治疗过程不要在室外进行，或者让脐部对准风口。保持室内温暖，适当覆盖衣被。腹泻、感冒、体质虚弱的患者，以及老人和小儿更要注意保暖。

● 体质特别虚弱者或患有严重心血管疾病者、处在怀孕期、哺乳期的女性，以及过敏性皮肤者，特别是腹部皮肤有炎症、破损、溃烂者均不适合进行脐疗。除此之外，还要注意有无药物过敏史，避免用药时引起过敏。

● 一旦有过敏现象，要立刻停药。轻者可自行消退，如出现水疱者，用消毒针挑破，外搽紫药水即可。

原发性高血压的脐疗方

【药物组成】珍珠母、吴茱萸、槐花各等量，米醋适量。

【用法】将珍珠母、吴茱萸、槐花研为细末，过筛，贮瓶密封备用。用时取药末适量，以米醋调和如膏状，分别敷于患者脐孔及双涌泉穴，盖以纱布，用胶布固定。每天换药1次，10次为1个疗程。

【功效主治】平肝降压，清热解毒，适用于原发性高血压、眩晕耳鸣。

失眠不安的脐疗方

【药物组成】朱砂、五味子各5克，黄连6克。

【用法】将上药切碎，共研成细粉，每次取0.3克填脐，用胶布固定。每天换药1次。

【功效主治】清心火，安心神。主治心火偏旺之失眠不安。

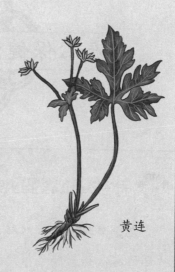

黄连

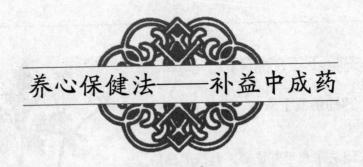

养心保健法——补益中成药

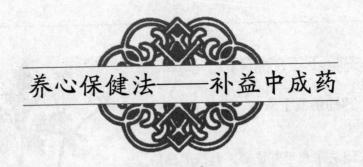 补益中成药的使用说明

郑重声明： 本节所摘录的补益中成药，其所阐明的功效只是普遍性功效，在实际应用中，因为病患个体乃至其所生活的环境、生活习惯都存在差异，所以在使用之前，务必咨询医生。

按照中医理论，气血有阴阳之分，自然，补益药也只有在对症下药的时候，才能发挥其应有的作用，如果症状不对或者相反，不但于身体无益，反而会损害身体健康。

本节所引用的药品名称以及配方全部来自《中国药典》（2005年版一部和2010年版一部）、《中华人民共和国卫生部药品标准》《国家中成药标准汇编》等书籍，为方便读者阅读，不再一一注明出处。但是因为生产厂家不同，实际的药品成分以及各部分的比例均会有所变化，疗效也可能会有所不同。除此之外，由于药品来源以及生产工艺的差异，必然会导致药物质量和疗效参差不齐，因此下列药方仅供参考，患者在没有咨询医生之前千万不要随便服用这些补药，以免与自身体质不符，或者与正在服用的其他药物相克，造成危险。

此外，下列药方均是为了适应大规模生产所需的配方，由于中药生产工艺复杂，加之不排除有部分中成药存在保密成分或者保密生产工艺，因此，读者千万不要以此药方自行加工中药，以免造成危险。

最后，再次真诚提示读者，不是所有健康人都适合服用补益中成药，所以在服药之前，务必咨询医生。由于人体的病情时刻处于变化之中，因此补益中成药的用药种类和数量乃至每天用药次数和剂量都要随着人们身体状况的变化而变化，同时还要考虑季节和居住环境的变化，本书中出现的剂量和适应证仅仅是参考，具体情况要由专业医师决定，如患者擅自用药很有可能出现不适甚至生命危险。诸位读者在用药之前一定要再三咨询医生，以免发生危险。

为了避免部分读者自行配制中药产生不可挽回的后果，本书在引用这些药方的时候，已经删除配方的剂量和加工工艺，请读者谅解。

以上提示，望读者谨记。虽说实践出真知，但是为了自己的健康乃至生命安全，千万不要"任性"地"以身试药"。

八味清心沉香散

【药物组成】沉香，广枣，檀香，紫檀香，红花，肉豆蔻，天竺黄，北沙参。

【处方来源】本品系蒙古族验方。

【性状】本品为浅棕红色的粉末；气香，味微酸、苦。

【功效】清心肺，理气，镇静安神。

沉香

【主治】用于心肺火盛、胸闷不舒、胸胁闷痛、心悸气短。

【用法用量】口服。一次3克，每日1~2次。

【用药禁忌】孕妇禁服。

万氏牛黄清心丸

【药物组成】牛黄，朱砂，黄连，栀子，郁金，黄芩。

【性状】本品为红棕色至棕褐色的大蜜丸；气特异，味甜、微涩、苦。

【功效】清热解毒，镇惊安神。

【主治】用于热入心包、热盛动风证，症见高热烦躁、神昏谵语及小儿高热惊厥。

【用法用量】口服。小丸每次2丸，大丸每次1丸，每日2～3次。

【用药禁忌】孕妇慎用。

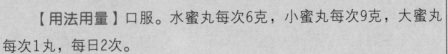 天王补心丸

【药物组成】丹参，当归，人参，茯苓，五味子，麦冬，天冬，地黄，玄参，远志（制），酸枣仁（炒），柏子仁，桔梗，甘草，朱砂。

【性状】本品为棕黑色的水蜜丸、褐黑色的小蜜丸或大蜜丸；气微香，味甜、微苦。

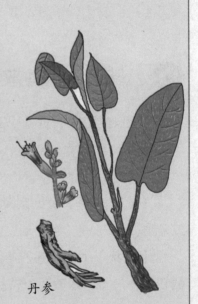

丹参

【功效】滋阴养血，补心安神。

【主治】用于心阴不足之心悸健忘、失眠多梦、大便干燥。

【用法用量】口服。水蜜丸每次6克，小蜜丸每次9克，大蜜丸每次1丸，每日2次。

【用药禁忌】孕妇慎用。

 牛黄清心丸

【药物组成】牛黄，当归，川芎，甘草，山药，黄芩，苦杏仁（炒），大豆黄卷，大枣（去核），白术（炒），茯苓，桔梗，

防风，柴胡，阿胶，干姜，白芍，人参，六神曲（炒），肉桂，麦冬，白蔹，蒲黄（炒），麝香，冰片，水牛角浓缩粉，羚羊角，朱砂，雄黄。

【性状】本品为红褐色的大蜜丸或水丸；气芳香，味微甜。

【功效】清心化痰，镇惊祛风。

【主治】用于风痰阻窍所致的头晕目眩、痰涎壅盛、神志混乱、言语不清及惊风抽搐、癫痫等。

【用法用量】口服。大蜜丸每次1丸，水丸每次1.5克，每日1次。

【用药禁忌】孕妇慎用。

心宁片

【药物组成】丹参，槐花，川芎，三七，红花，降香，赤芍。

【性状】本品为糖衣片或薄膜衣片，除去包衣后显棕色至棕褐色；味辛。

【功效】理气止痛，活血化瘀。

【主治】用于气滞血瘀所致胸痹，症见胸闷、胸痛、心悸、气短等；冠心病心绞痛见上述症候者。

【用法用量】口服。大片每次2~3片，小片每次6~8片，每日3次。

【用药禁忌】孕妇忌服。

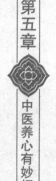

槐花

心通口服液

【药物组成】黄芪，党参，麦冬，何首乌，淫羊藿，葛根，当归，丹参，皂角刺，海藻，昆布，牡蛎，枳实。

【性状】本品为棕红色的澄清液体；味甜、微苦。

【功效】益气活血，化痰通络。

【主治】用于气阴两虚、痰瘀痹阻所致的胸痹，症见心痛、胸闷、气短、呕恶、纳呆等；冠心病心绞痛见上述症候者。

【用法用量】口服。每次10～20毫升，每日2～3次。

【用药禁忌】孕妇禁用；如有服后泛酸者，可于饭后服用。

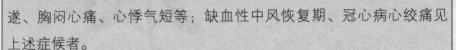 血栓心脉宁胶囊

【药物组成】川芎，槐花，丹参，水蛭，毛冬青，牛黄，麝香，人参茎叶总皂苷，冰片，蟾酥。

【性状】本品为硬胶囊，内容物为黄棕色至棕褐色的粉末；味辛、微苦。

【功效】益气活血，开窍止痛。

【主治】用于气虚血瘀所致的中风、胸痹，症见头晕目眩、半身不遂、胸闷心痛、心悸气短等；缺血性中风恢复期、冠心病心绞痛见上述症候者。

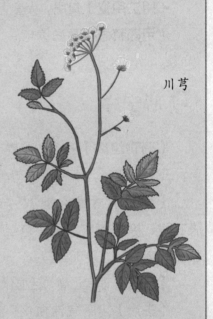

川芎

【用法用量】口服。每次4粒，每日3次。

【用药禁忌】孕妇忌服。

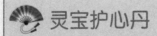 灵宝护心丹

【药物组成】麝香，蟾酥，牛黄，冰片，红参，三七，琥珀，丹参，苏合香。

【性状】本品为红棕色的浓缩水丸；气香，味苦、辛、微麻。

【功效】强心益气，通阳复脉，芳香开窍，活血镇痛。

【主治】用于气虚血瘀所致的胸痹，症见胸闷气短、心前区疼痛、脉结代等；心动过缓型病态窦房结综合征及冠心病心绞痛、心律失常见上述症候者。

【用法用量】口服。每次3～4丸，每日3～4次。饭后服用或遵医嘱。

【用药禁忌】孕妇忌服。少数患者在服药初期偶见轻度腹胀、口干，继续服药后症状可自行消失，无须停药。

柏子养心丸

【药物组成】柏子仁，党参，炙黄芪，川芎，当归，茯苓，远志（制），酸枣仁，肉桂，五味子（蒸），半夏曲，炙甘草，朱砂。

【性状】本品为棕色的水蜜丸、棕色至棕褐色的小蜜丸或大蜜丸；味先甜而后苦、微麻。

党参

【功效】补气，养血，安神。

【主治】用于心气虚寒之心悸易惊、失眠多梦、健忘。

【用法用量】口服。水蜜丸每次6克，小蜜丸每次9克，大蜜丸每次1丸，每日2次。

【用药禁忌】孕妇禁用。

养心定悸膏

【药物组成】地黄，麦冬，红参，大枣，阿胶，黑芝麻，桂枝，生姜，炙甘草。

【性状】本品为棕褐色的黏稠液体；气香，味甜。

【功效】养血益气，复脉定悸。

【主治】用于气虚血少、心悸气短、心律不齐、盗汗失眠、咽干舌燥、大便干结。

【用法用量】口服。每次15~20克，每日2次。

【用药禁忌】腹胀便溏、食少苔腻者忌服。

精制冠心片

【药物组成】丹参，赤芍，川芎，红花，降香。

【性状】本品为糖衣片，除去糖衣后显棕褐色；气微香，味微苦、辛。

【功效】活血化瘀。

【主治】用于瘀血内停所致的胸痹，症见胸闷、心前区刺痛等；冠心病心绞痛见上述症候者。

【用法用量】口服。一次6~8片，每日3次。

【用药禁忌】孕妇禁用。

麝香保心丸

【药物组成】麝香，人参提取物，人工牛黄，肉桂，苏合香，蟾酥，冰片。

【性状】本品为黑褐色有光泽的水丸，破碎后断面为棕黄色；味苦、辛，有麻舌感。

【功效】芳香温通，益气强心。

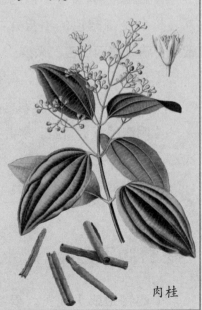

肉桂

【主治】用于气滞血瘀所致的胸痹，症见心前区疼痛，痛处固定不移等；心肌缺血所致的心绞痛、心肌梗死见上述症候者。

【用法用量】口服。每次1～2丸，每日3次；或发作时服用。

【用药禁忌】孕妇禁用。

舒心口服液

【药物组成】党参，黄芪，红花，当归，川芎，三棱，蒲黄。

【性状】本品为棕红色的澄清液体；气微香，味甜、微苦、涩。

【功效】补益心气，活血化瘀。

【主治】用于心气不足、瘀血内阻所致的胸痹，症见胸闷憋气、心前区刺痛、气短乏力等；冠心病心绞痛见上述症候者。

【用法用量】口服。每次20毫升，每日2次。

【用药禁忌】孕妇慎用。

滋心阴口服液

【药物组成】麦冬，赤芍，北沙参，三七。

【性状】本品为红棕色的澄清液体；气微香，味甜、微苦。

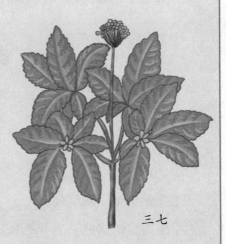
三七

【功效】滋养心阴，活血止痛。

【主治】用于阴虚血瘀所致的胸痹，症见胸闷胸痛、心悸怔忡、五心烦热、夜眠不安、舌红少苔等；冠心病心绞痛见上述症候者。

【用法用量】口服。每次10毫升，每日3次。

【用药禁忌】孕妇禁用。

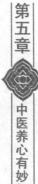

通心络胶囊

【药物组成】人参，水蛭，全蝎，赤芍，蝉蜕，土鳖虫，蜈蚣，檀香，降香，乳香（制），酸枣仁（炒），冰片。

【性状】本品为硬胶囊，内容物为棕褐色的颗粒和粉末；气香，微腥，味微咸、苦。

【功效】益气活血，通络止痛。

【主治】用于冠心病心绞痛属心气虚、血瘀络阻者，症见胸部憋闷、刺痛、绞痛，痛处固定不移，心悸自汗，气短乏力，舌质紫暗或有瘀斑，脉细涩或结代等。亦用于气虚血瘀络阻型中风病，症见半身不遂或偏身麻木、口眼歪斜、言语不利等。

【用法用量】口服。每次2～4粒，每日3次。

【用药禁忌】出血性疾病患者、孕妇及经期妇女、阴虚火旺型中风者禁用。

冠心苏合丸

【药物组成】苏合香，冰片，乳香（制），檀香，土木香。

【性状】本品为深棕色至棕褐色的大蜜丸；气芳香，味苦、凉。

【功效】理气，宽胸，止痛。

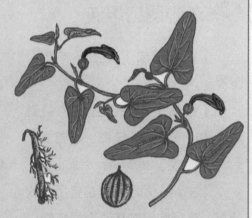

土木香

【主治】用于寒凝气滞、心脉不通所致的胸痹，症见胸闷、心前区疼痛等；冠心病心绞痛见上述症候者。

【用法用量】嚼碎服。每次1丸，每日1～3次；或遵医嘱。

【用药禁忌】孕妇禁用。

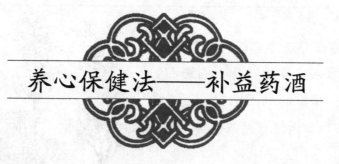

养心保健法——补益药酒

 补益药酒的使用说明

郑重声明： 药酒绝对不能代替药物治疗，除此之外，炮制好的药酒应该尽快饮用完毕。在炮制和服用这些药酒前，务必咨询专业医师，以免药物中毒，危及生命。

本书所引用的药酒配方、制作方法、饮用方法和剂量均出自相关典籍，配方和剂量仅供参考，由于药酒均含酒精成分，故本书所列药酒均为孕妇禁服，恕不一一说明。

另外，虽然本书摘录的药酒均为验方，但是由于患者个人体质不同，加之服用节气不同，因此任何患者在使用药酒之前，都要详细咨询医生，以免延误病情，甚至造成药物中毒，危及生命。

本书中所提及的药酒的浸泡所用酒除特别说明之外，一般应该使用56度以上的优质酿造白酒，但是在实际操作中，请患者咨询医生后，选择合适的酒进行制作；尽量选择无铅陶瓷罐或者无铅玻璃（若使用玻璃必须做好遮光处理）做泡酒容器；炮制好的药酒应该在阴凉遮光干燥处保存；泡酒所用药物，一定要保证未经过硫黄熏蒸，并且不能反复使用，以免危害身体健康。

 复方丹参酒

【药物组成】 丹参100克，延胡索50克，韭菜汁30毫升，白酒

第五章 中医养心有妙招

1000毫升。

【制作方法】将前2味药切成薄片，放入容器中，加入白酒和韭菜汁，搅拌均匀后密封，浸泡7个昼夜后，用纱布过滤去渣，即可饮用。

【功效主治】活血通络，化瘀止痛。主治气滞血瘀之心绞痛。

【服用方法和剂量】口服。每次15毫升，每天2次，服用时间根据自身体质与医生建议而定。

【禁忌】禁食生冷油腻辛辣食物，凝血功能障碍以及血液循环障碍者禁用。

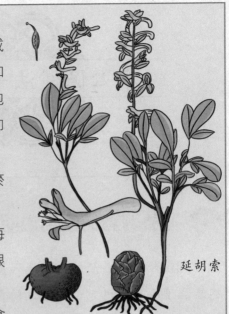

延胡索

桂姜酒

【药物组成】肉桂25克，干姜50克，白酒500毫升。

【制作方法】将前2味中药切大薄片，放入容器中，加入白酒，密封浸泡5～10日后，过滤去渣，即可饮用。

【功效主治】活血止痛。主治寒邪入体引起的心绞痛。

【服用方法和剂量】口服。每次15毫升，每日2次，服用时间根据自身体质与医生建议而定。

【禁忌】禁食生冷油腻辛辣食物，有上火症状者禁用，血液循环以及造血功能障碍者禁用。

冠心酒

【药物组成】栀子、三七粉各20克，丹参30克，瓜蒌、薤白、豆豉各60克，冰糖400克，白酒1000毫升。

【制作方法】将前6种药材切成大薄片，放入容器内，加入白酒和冰糖，密封，浸泡7日后，过滤去渣，即可饮用。

【功效主治】开胸散结，活血理气，清热除烦，化瘀止痛。防治冠心病心绞痛。

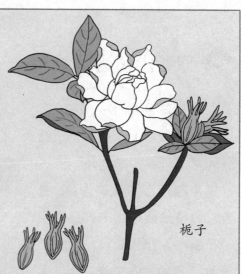

栀子

【服用方法和剂量】口服。每次15毫升，每日2次，服用时间根据自身体质与医生建议而定。预防冠心病心绞痛可以在每晚睡前服1次。

【禁忌】禁食生冷油腻辛辣食物，凝血功能障碍者禁用，有崩漏病史者禁用。

第一章

第二章

第三章

第四章

第五章

瓜葛红花酒

【药物组成】檀香、红花各15克，瓜蒌皮、葛根各25克，桃仁、延胡索各20克，丹参30克，白酒1000毫升。

【制作方法】将前7味药切成大薄片，或者捣碎成粗末，装入纱布袋，扎紧袋口，放入容器当中，用白酒浸泡30日后即可饮用。

【功效主治】化痰祛湿，通络理气，活血止痛。适用于痰迷心窍导致的冠心病及胸闷心痛、体胖痰多、易疲劳等。

【服用方法和剂量】口服。每日晚上服10毫升，服用时间根据自身体质与医生建议而定。

【禁忌】禁食生冷油腻辛辣食物，凝血功能障碍者禁用，患有造血系统或者血液循环系统疾病者禁用。

第五章

中医养心有妙招

双参山楂酒

【药物组成】人参12克（或党参30克），丹参、山楂各60克，白酒1000毫升。

【制作方法】将人参、丹参、山楂捣成极细末，装入细纱布袋内，扎紧袋口，用白酒浸泡15日后过滤去渣，清液装瓶备用。

人参

【功效主治】理气通络，活血止痛。适用于气虚血瘀导致的冠心病，以及寒凝血瘀导致的胸痹等。

【服用方法和剂量】口服。每次10毫升，每日2～3次，服用时间根据自身体质与医生建议而定。

【禁忌】禁食生冷油腻辛辣食物，溃疡患者以及凝血、造血功能障碍者禁用。

养心安神酒

【药物组成】酸枣仁30克，枸杞子45克，五味子25克，大枣15枚（去核），香橼、何首乌各20克，白酒1000毫升。

【制作方法】将酸枣仁、枸杞子、五味子、大枣、香橼、何首乌捣碎装入细纱布袋中，扎紧袋口，放入容器内，加入白酒密封浸泡。7日后开封，去除药袋，过滤药渣即可饮用。

【功效主治】益气生津，止渴除烦，补气安神，延年益寿。适用于中老年人操劳日久、焦虑过度或病后体弱、气血亏虚所致的头晕眼花、失眠健忘，以及肝气郁结所致的气短心烦、两胁胀痛等。

【服用方法和剂量】睡前用热水浸泡温热后饮用，每日1次，每次20毫升。

【禁忌】感冒未愈者、产妇及易上火者忌服。忌食生冷辛辣油腻食物。

养血安神酒

【药物组成】甘草、知母各25克，酸枣仁50克，川芎20克，茯苓40克，白酒1000毫升。

【制作方法】将甘草、知母、酸枣仁、川芎、茯苓捣成细末，装入细纱布袋中，扎紧袋口，放入容器内，加白酒密封浸泡。7日后开封，去除药袋，过滤药渣即可饮用。

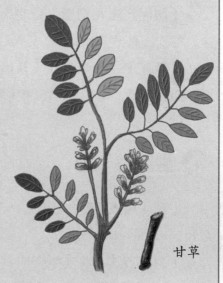

甘草

第一章

第二章

第三章

第四章

第五章

【功效主治】养血安神，清除心火。适用于精神紧张、睡眠过少或阴虚火旺、虚火上炎所致的头昏脑涨、心烦、健忘、失眠、口干舌燥、夜间多梦、潮热盗汗等。

【服用方法和剂量】口服。每日早晚2次，每次15毫升，服用时间根据自身体质与医生建议而定。

【禁忌】忌食辛辣刺激和过于油腻的食物，忌过量饱食，患有血液系统疾病以及血液循环障碍者禁用。

宁心安神酒

【药物组成】桂花、白糖各80克，桂圆肉300克，白酒1000

毫升。

【制作方法】将桂花、白糖、桂圆肉装入细纱布袋中，扎紧袋口放入容器当中，加上白酒，最后放入白糖，密封15日后取出药袋，即可饮用。

【功效主治】宁心安神，养心补气。适用于心脾两虚所导致的心悸口干、手脚冰冷、易疲劳等。

【服用方法和剂量】每晚睡前用热水浸泡至温后饮用。每日1次，每次20毫升。

【禁忌】忌食辛辣和不易消化的食物，忌过量饱食，糖尿病和肥胖症者禁用，高血压、糖尿病以及体内湿气较重者禁用。

生脉益气酒

【药物组成】麦冬100克，五味子60克，人参30克，白酒1000毫升。

【制作方法】将麦冬、五味子、人参捣碎为细末，装入细纱布袋中，扎紧袋口，放进酒坛中，加入白酒密封浸泡15日后去掉药袋即可饮用。

【功效主治】宁心安神，补气养血。适用于中老年人大病初愈、气血两亏、津液耗伤等所致心慌气短、坐立不安、失眠多梦、口干舌燥、夜间盗汗等。

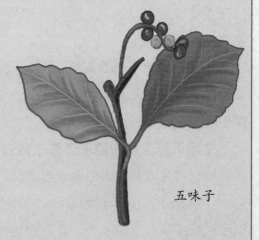

五味子

【服用方法和剂量】清晨温饮为佳。每日1次，每次15毫升。

【禁忌】忌食辛辣刺激和不易消化的食物。忌过量饱食。患有血液系统疾病者禁止饮用。

莲子酒

【药物组成】莲子100克，白酒1000毫升。

【制作方法】莲子去掉皮和心后，放入容器，注入白酒，密封浸泡15日，每日晃动多次。

【功效主治】健脾止泻，安神补气。适用于心悸心烦、失眠多梦、肾虚遗精、脾虚腹泻等。

【服用方法和剂量】口服。每次10毫升，每日2次。

【禁忌】禁食生冷油腻辛辣食物。高血压、高脂血症以及血液循环障碍者禁用。

第一章

第二章

第三章

第四章

第五章

补心酒

【药物组成】桂圆肉20克，生地黄25克，麦冬、柏子仁、茯苓、当归各60克，优质纯粮酿造黄酒1000毫升。

【制作方法】将桂圆肉、生地黄、麦冬、柏子仁、茯苓、当归捣碎成细末，装入细纱布袋中，扎紧袋口放入酒坛内，加入黄酒密封浸泡7日即可开封饮用。

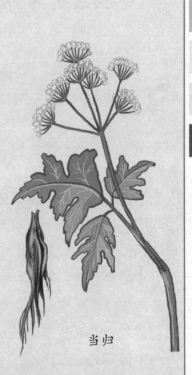

当归

【功效主治】益气补血，凝神补气。适用于阴血亏损、心脾不调导致的萎靡不振、面色萎黄、心烦气躁、失眠健忘、夜间盗汗等。

【服用方法和剂量】口服。每日2次，每次10～15毫升。亦可每晚睡前隔热水浸泡至温后饮用10～15毫升。

【禁忌】忌食辛辣油腻刺激性的食物，忌过量饱食。高血压、高脂血症、患有造血以及血液循环系统疾病者禁用。

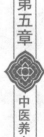

第五章

中医养心有妙招

茯苓酒

【药物组成】无硫白茯苓150克，白酒1000毫升。

【制作方法】将茯苓切成小块放入白酒中，密封浸泡30日，取清澈酒液饮用。

【功效主治】安神益寿，养心健脾。适用于心脾两虚引起的身体倦怠、肌肉无力以及惊悸、夜间失眠、健忘多梦等。

【服用方法和剂量】口服。每日2～3次，每次15～20毫升，服用时间根据自身体质与医生建议而定。

【禁忌】禁食生冷油腻辛辣食物。患有心脑血管疾病者要咨询医生后再决定是否可以饮用，以及饮用量为多少。

桑龙酒

【药物组成】桑葚、桂圆肉各200克，白酒1000毫升。

【制作方法】桑葚、桂圆肉加入酒中，密封浸泡，每日多次摇动，20日后可以服用。

【功效主治】养心健脾，气血双补。适用于心血亏损之惊悸失眠、健忘多梦等。

【服用方法和剂量】每日2次，早晚各随量饮用，但是每次

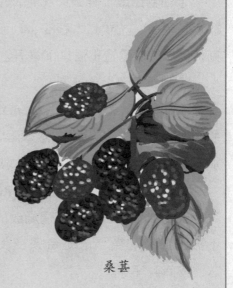

桑葚

最多不能超过20毫升。服用时间根据自身体质与医生建议而定。

【禁忌】易上火者禁用，高血压、高脂血症者及血液循环障碍者禁用。

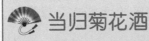 当归菊花酒

【药物组成】当归、菊花各6克，桂圆肉48克，枸杞子24克，白酒1000毫升。

【制作方法】将当归（酒洗晾干）、菊花（去蒂去灰）、枸杞子（去灰）、桂圆肉用细纱布袋包好，放入白酒中，密封浸泡30日，即可饮用。

【功效主治】补益五脏，调和气血，安定心神，滋润容颜。适用于气血两亏之面色萎黄暗淡、头晕目眩、失眠多梦、心悸不安等。

【服用方法和剂量】每次15~20毫升，每日服2次，服用时间根据自身体质与医生建议而定。或随量饮服。

【禁忌】心脑血管以及血液系统疾病患者必须经医生许可后方可饮用。

泡酒方

【药物组成】桑寄生20克，鲜石菖蒲、九月菊、鲜木瓜各30克，小茴香15克，白酒1000毫升。

【制作方法】将桑寄生、鲜石菖蒲、九月菊、鲜木瓜、小茴香切成碎末装入细纱布袋中，扎紧袋口，放入容器中密封浸泡7日后，去除药袋即可饮用。

【功效主治】清心安神，化瘀柔肝。适用于阳虚气弱导致的四肢不温，

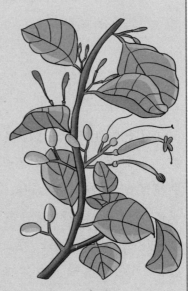

桑寄生

以及虚火上炎导致的头晕头痛、惊悸多梦、失眠、夜间盗汗等。

【服用方法和剂量】口服。每日清晨空腹隔热水加热后温饮15毫升。

【禁忌】四时外感、热病缠身者及孕妇忌服。忌食生冷辛辣和不易消化的食物。肝脏有疾患者禁止饮用。

四补酒

【药物组成】肉苁蓉、何首乌、柏子仁、牛膝各30克，白酒1000毫升。

【制作方法】将以上前4味药物捣碎成粗末，放入容器中，加入白酒，密封，每日摇晃1次，浸泡20日后，过滤去渣，即可饮用。

【功效主治】益气补血，滋润容颜。适用于气血不足之面色萎黄、心悸等。

【服用方法和剂量】口服。每次10~15毫升，每日2次，服用时间根据自身体质与医生建议而定。

【禁忌】四时外感未愈、湿热痰火内停者忌服。忌食生冷辛辣和不易消化的食物。

养神酒

【药物组成】桂圆肉120克，熟地黄45克，枸杞子、白茯苓、淮山药、当归身、莲子肉（去心）各30克，酸枣仁、川续断、麦冬各20克，薏苡仁15克，木香、大茴香各10克，丁香3克，白酒5000

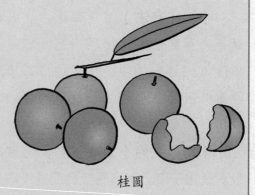

桂圆

毫升。

【制作方法】将以上诸药用细纱布袋装好，扎紧袋口，放入玻璃酒坛中，倒入白酒，加盖密封，隔水加热至药材浸透，取出药酒坛放置于阴凉干燥处。经常摇动几下，浸泡10天后即可开封澄清饮用。

【功效主治】益精血，安心神。适用于心脑不足、精血亏虚所致的形体消瘦、精神萎靡、面色无华、食欲不振、腰膝酸软、心悸不宁、失眠多梦、记忆力减退、头晕眼花等。

【服用方法和剂量】每日早晚各温饮10~20毫升。

【注意】酒坛中酒尽后可再添白酒，直至中药味淡薄为止。

五味子柏子仁酒

【药物组成】五味子、柏子仁、丹参各20克，桂圆肉、党参各30克，白酒1500毫升。

【制作方法】将上药弄碎，用细纱布袋装好，扎紧袋口备用。将白酒倒入坛内，放入药袋，加盖密封，放置于阴凉处。经常摇动，经14天以后开封，去掉药袋，静置澄清，贮入干净瓶内待用。

【功效主治】安心神，益气血，滋肺肾。适用于心肾不足所致的气短懒言、神疲乏力、心悸不安、食欲不振、烦躁失眠、怔忡健忘、腰酸腿软、自汗及气血两虚所致的神经衰弱、阵发性心动过速、贫血。

【服用方法和剂量】每日早晚各饮服10~20毫升。

附录 保养五脏的好处

　　五脏是人体生命的核心，也是人体这一"精密机器"平稳正常运转的基础，那么，保养五脏具体有什么样的好处呢？

保养好心脏，神志清明，面色红润

　　中医学认为，心主血脉。《黄帝内经》中说："血者，神气也。"所以，只有心的血气充足，人才能神志清明，思维敏捷，而这也能解释为什么在现实生活中，心脏疾病和脑部疾病往往并行发作，而且心脏疾病患者往往会出现精神衰弱、记忆力下降，甚至言语错乱、神志癫狂的症状。

　　心脏的健康与否往往可以从人的面色看出来，如果心气旺盛，则面色白里透红；如果心气衰弱，则会出现面色苍白萎黄，同时还伴有全身无力的现象；如果心火上亢，则往往会出现面色红赤，甚至还有全身发热、神志不清的现象。

保养好脾脏，气血充盈，不水肿

　　在中医学中，脾脏被人称为"后天之本"。脾脏在人体中主要的作用就是运化水谷精微，也就是将食物转化为人体所需要的营养，并将这些营养散播和输送到人体的各个部位，为五脏的正常运转提供足够的营养。如果脾脏运化失常，就会出现腹胀、腹泻、食欲缺乏、疲倦、面黄肌瘦等现象。

　　日常生活中，不少人尤其是长期做案头工作的女性朋友往往会出现水肿的现象，她们为了避免水肿往往会大量服用咖啡、茶甚至利尿剂。殊不知，水肿的根本原因是脾脏虚弱，正如《黄帝内经》

中说的那样："诸湿肿满，皆属于脾。"只有脾脏健运，才能从根本上解决水肿问题。

保养好肝脏，生活快乐，不贫血

日常生活中，当我们生气的时候，往往会说"气得肝儿疼"。由此可见，情志不畅，往往会导致肝气不畅，而肝气不畅又会进一步导致血流不畅，以至于情志更加不稳定，所以只有保养好肝脏，才能保证肝气正常运行。肝气运行正常，人才能精神焕发，心情舒畅。

在中医学中，肝还有一个别名——"血海"，顾名思义，也就是藏纳人体血液的地方。如果肝脏不够健康，往往会导致血液不足。因此，患有肝病的人往往伴有贫血的症状，在剧烈运动的时候会出现面色苍白的现象。所以，想要彻底解决贫血问题，保养好肝脏是一个重要环节。

保养好肾脏，得"益"一生

肾脏在中医学中被称为"先天之本"，肾脏的健康决定着人一生的健康和幸福。

提起保养肾脏，很多人会误以为这是成年男子的"专利"。其实不然，无论男女，人的一生各个阶段，都要注意对肾脏进行保养。

在婴幼儿时期，如果家长不注意保养孩子的肾脏，往往导致孩子的身体和智力发育迟缓，季节稍有变化就会生病。

少年和成年时不注意保养肾脏，往往导致尿频尿急、夜间尿床的现象，严重影响工作、生活和心理健康。妇女肾虚还会导致更年期提前。

老年肾虚，往往会加重阿尔茨海默病（旧称老年性痴呆），以及导致骨骼和五官疾病。

保养好肺脏，呼吸顺畅，皮肤好

在中医学中，肺主气。肺的功能正常，人体才能把自然界中的新鲜空气吸入体内，同时将体内的废气排出，以此保证新陈代谢的正常进行，同时为五脏之气的生发和运转提供基础。肺脏一旦停止活动，人的生命活动也就终结了。

因为皮毛生发于肺，只有肺脏健康，皮肤才能健康。肺脏如果不健康，就会出现毛孔粗大、皮肤油腻等症状。更重要的是，如果肺脏受到损伤，往往会导致人体的抵抗力下降。只有肺脏健康，才能皮肤好，寿命长。

人体的五脏就像五行一样，相生相克，相侮相乘，只有保养好五脏，人体才能健康，我们的生活才能幸福、快乐。